主编 杨卫平 夏同珩

实用中草药野外识别图谱

（2）

贵州科技出版社
·贵阳·

图书在版编目(CIP)数据

实用中草药野外识别图谱. 2 / 杨卫平, 夏同珩主编.
贵阳 : 贵州科技出版社, 2024. 9. -- ISBN 978-7-5532-1398-9

Ⅰ. R282.71-64

中国国家版本馆 CIP 数据核字第 20245SA210 号

实用中草药野外识别图谱(2)
SHIYONG ZHONGCAOYAO YEWAI SHIBIE TUPU (2)

出版发行 贵州科技出版社
地　　址 贵阳市观山湖区会展东路 SOHO 区 A 座(邮政编码: 550081)
网　　址 https://www.gzstph.com
出 版 人 王立红
责任编辑 刘金金
封面设计 熊　锋
经　　销 全国各地新华书店
印　　刷 贵州新华印务有限责任公司
版　　次 2024 年 9 月第 1 版
印　　次 2024 年 9 月第 1 次
字　　数 152 千字
印　　张 10.25
开　　本 710 mm × 1000 mm　1/16
书　　号 ISBN 978-7-5532-1398-9
定　　价 48.00 元

《实用中草药野外识别图谱（2）》

编委会

主　编　杨卫平　夏同珩

编　委　（以姓氏笔画顺序排列）

云雪林　尹武燕　刘　明　刘绍欢

李文科　杨卫平　宋胜武　张　洁

张庆乾　陈　芳　周　静　夏同珩

梅　颖　董发发　潘晓英

前言

从古至今，医药之术始终是推动人类文明发展的重要力量。我国以中药防治疾病的历史，跨越数千年，为中华民族的昌盛及民众健康构筑了稳固基石。历代医者在与疾病抗争的历程中，不断积淀实践智慧，形成了一部部翔实的用药宝典，为现代医学健康领域提供了宝贵的经验和资源。

中医药学，既是我国文化遗产的瑰宝，亦是古人与病痛奋战的智慧凝聚。在快节奏生活、环境污染与药物滥用等现代健康挑战面前，人们日益渴望从古籍中探寻健康真谛。然而，古代本草典籍的晦涩语言与粗略描述，甚至是缺漏，造成了现代人理解与应用的障碍。

为克服这一难题，我们深入研习了大量古典文献，精心筛选了近 1800 种临床常用的中草药，细致撰写其识别与应用的相关知识。为增强直观性，我们精选了数千幅有关药材的精美图片。本书不仅内容丰富、结构清晰，且语言通俗、图文并重，旨在引领大众深入理解中医药的博大精深，更好地促进中医药的发展和进步。

全书内容设置有【来源及药用部位】、【形态特征】、【性味功效】、【常用配方】等，同时，每种药物均配有 1～2 张原植物、动物或矿物及药材彩图。

本书的文字编写由贵州中医药大学药学院的教师杨卫平、云雪林、陈芳等完成。彩图的筛选参考了大量的医药文献，具体的拍摄工作主要由杨卫平、夏同珩、刘绍欢和宋胜武等人完成。

书中涉及的部分药材来源于珍稀动植物，敬请读者严格遵守国家法律法规的要求。

本书编写过程中，参考了国内外的大量医药文献和相关书籍，在此向所有参考书和文献的原作者表示谢意。

由于编者的学识水平有限，书中难免有疏漏和不足，敬请广大读者进行指正。

编　者

2024 年 7 月

目　录

山芝麻 …… 001
山合欢（白夜合）…… 002
山羊角（青羊角）…… 003
山麦冬（土麦冬）…… 004
山豆根（小黄连、苦豆根）…… 005
山苦荬（野苣）…… 006
山苦菜（野洋烟）…… 007
山枇杷（野枇杷）…… 008
山矾叶 …… 009
山　柰 …… 010
山佩兰（单叶佩兰）…… 011
山茱萸 …… 012
山茶花 …… 013
山　药 …… 014
山栀茶 …… 015
山韭菜 …… 016
山姜（姜叶淫羊藿）…… 017
山海棠 …… 018
山海螺 …… 019
山梗菜 …… 020
山银花 …… 021
山麻杆 …… 022
山酢浆草（三叶铜钱草）…… 023
山紫菀（葫芦七）…… 024

山药（爬岩香）……………………………………………… 025
山　楂 ………………………………………………………… 026
山楂叶悬钩子（树莓）……………………………………… 027
山慈菇 ………………………………………………………… 028
山蜡梅 ………………………………………………………… 029
山漆树（小漆树）…………………………………………… 030
千日红（小鸡冠花）………………………………………… 031
千斤拔（假木豆）…………………………………………… 032
千年不烂心（苦茄、白毛藤）……………………………… 033
千年健 ………………………………………………………… 034
千年矮（小黄杨）…………………………………………… 035
千里光（九里光）…………………………………………… 036
千金子（看园佬）…………………………………………… 037
千金藤 ………………………………………………………… 038
千屈菜（对叶莲）…………………………………………… 039
川山橙果 ……………………………………………………… 040
川木香 ………………………………………………………… 041
川木通（小木通）…………………………………………… 042
川贝母（川贝）……………………………………………… 043
川牛膝 ………………………………………………………… 044
川　乌 ………………………………………………………… 045
川　芎 ………………………………………………………… 046
川谷根 ………………………………………………………… 047
川　莓 ………………………………………………………… 048
川续断（续断）……………………………………………… 049
川楝子（金铃子）…………………………………………… 050
广东万年青 …………………………………………………… 051

广枝仁（光叶海桐）…… 052
广香藤（瓜馥木）…… 053
广藿香（藿香）…… 054
女儿红根（青龙草、女儿茶）…… 055
女贞子（女贞）…… 056
女贞叶（冬青叶）…… 057
女萎（女萎木通）…… 058
飞机草（香泽兰）…… 059
飞　廉 …… 060
飞燕草 …… 061
叉蕊薯蓣 …… 062
马 …… 063
马牙七 …… 064
马甲子根（铁篱笆、石刺木）…… 065
马兰（田边菊、鱼鳅串）…… 066
马扫帚 …… 067
马先蒿（马屎蒿、马新蒿）…… 068
马利筋（草木棉）…… 069
马　陆 …… 070
马齿苋 …… 071
马　勃 …… 072
马钱子 …… 073
马铃薯（洋芋、地蛋）…… 074
马桑叶 …… 075
马桑根 …… 076
马兜铃 …… 077
马蔺草 …… 078

马槟榔 …………………………………………………………… 079
马缨花（马缨杜鹃）…………………………………………… 080
马鞍藤 …………………………………………………………… 081
马醉木 …………………………………………………………… 082
马蹄金（小金钱草、马蹄草）………………………………… 083
马鞭草 …………………………………………………………… 084
王不留行 ………………………………………………………… 085
王瓜根（山苦瓜）……………………………………………… 086
天丁（皂角刺）………………………………………………… 087
天　牛 …………………………………………………………… 088
天仙子（莨菪子）……………………………………………… 089
天仙藤（青木香藤）…………………………………………… 090
天冬（天门冬）………………………………………………… 091
天师栗（娑罗子）……………………………………………… 092
天名精 …………………………………………………………… 093
天花粉 …………………………………………………………… 094
天竺黄 …………………………………………………………… 095
天胡荽（满天星、地星宿）…………………………………… 096
天胡荽金腰（大虎耳草）……………………………………… 097
天南星 …………………………………………………………… 098
天　麻 …………………………………………………………… 099
天葵子（千年耗子屎、紫背天葵）…………………………… 100
元宝草（对月莲）……………………………………………… 101
无花果 …………………………………………………………… 102
无患子 …………………………………………………………… 103
无患子皮（油皂角）…………………………………………… 104
云木香（木香）………………………………………………… 105

云　母 …… 106
云芝（杂色云芝、瓦菌）…… 107
云防风 …… 108
云实（阎王刺）…… 109
云南松（黄松）…… 110
云南重楼 …… 111
云南独蒜兰 …… 112
云南萝芙木 …… 113
木天蓼 …… 114
木瓜（皱皮木瓜）…… 115
木　耳 …… 116
木防己 …… 117
木　豆 …… 118
木金银（金银忍冬）…… 119
木姜子（黄花子、辣姜子）…… 120
木　荷 …… 121
木　贼 …… 122
木　通 …… 123
木棉花 …… 124
木棉根 …… 125
木槿皮 …… 126
木槿花 …… 127
木蝴蝶（千张纸）…… 128
木　薯 …… 129
木鳖子 …… 130
五匹风（蛇含）…… 131
五爪金龙（五爪藤、五爪龙）…… 132

五凤朝阳草（四方盒子草） ······ 133
五加皮 ······ 134
五色梅（马缨丹） ······ 135
五色梅叶 ······ 136
五灵脂 ······ 137
五香血藤 ······ 138
太子参 ······ 139
车前子 ······ 140
车前草 ······ 141
牙痛草 ······ 142
瓦　韦 ······ 143
瓦　松 ······ 144
瓦楞子（瓦垄） ······ 145
中华竹鼠 ······ 146
水飞蓟 ······ 147
水车前（水白菜、水莴苣） ······ 148

参考文献 ······ 149

山芝麻

来源及药用部位	梧桐科植物山芝麻 *Helicteres angustifolia* L. 的全株。
形态特征	小灌木，高达 1 m。小枝被灰绿色短柔毛。叶互生；叶柄被星状短柔毛；叶片狭长圆形或条状披针形，先端钝或急尖，基部圆形，上面无毛，下面被灰白色或淡黄色星状绒毛，间或混生刚毛，全缘。聚伞花序腋生，花 2 朵或多朵；小苞片 4 枚；花萼管状，裂片 5 枚；花瓣 5 枚，淡红色或紫红色；雄蕊 10 枚；子房 5 室，被毛。蒴果卵状长圆形。种子小，褐色，有椭圆形斑点。花期几乎全年。
性味功效	苦，凉；有小毒。清热解毒。
常用配方	①治感冒发热：山芝麻 9 g，青蒿、红花各 6 g，两面针 1.5 g，水煎服。②治肺热咳嗽：山芝麻 15 g，两面针、古羊藤、枇杷叶各 6 g，水煎服。③治湿热痢疾：山芝麻 15 ~ 30 g，水煎服。④治疮痈疖肿：鲜山芝麻叶适量，捣烂，涂敷患处。

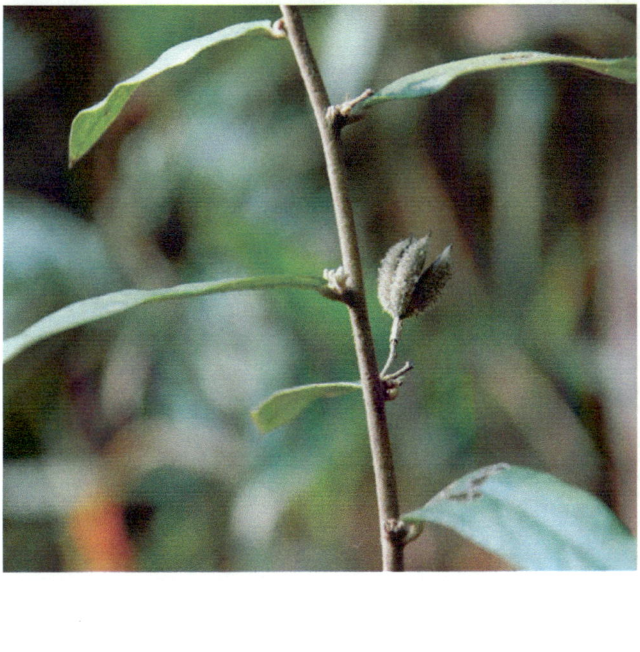

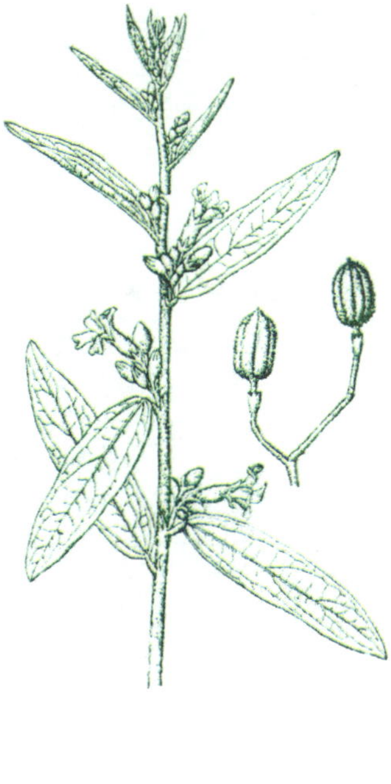

山合欢（白夜合）

来源及药用部位	豆科植物山槐 *Albizia kalkora* (Roxb.) Prain 的树皮及花。
形态特征	落叶乔木，树干灰黑色。二回羽状复叶，羽片 5 ~ 15 对；小叶片 11 ~ 30 对，无叶柄，夜间闭合；托叶线状披针形。头状花序枝端顶生，总花梗被柔毛；花淡红色；花冠漏斗状；雄蕊多数，基部联合；子房上位。花期 6—8 月。
性味功效	甘，平。解郁安神，消肿止痛。
常用配方	①治失眠：山合欢、羊奶奶、酸咪咪各 30 g，水煎服。②治精神失常：山合欢、旋覆花根、蓖麻根各 20 g，水煎服。③治风湿肿痛：山合欢、透骨香、红禾麻、水麻柳各 30 g，水煎服。④治骨折伤筋：山合欢、玉枇杷、血当归、四块瓦各适量，捣烂，敷患处。

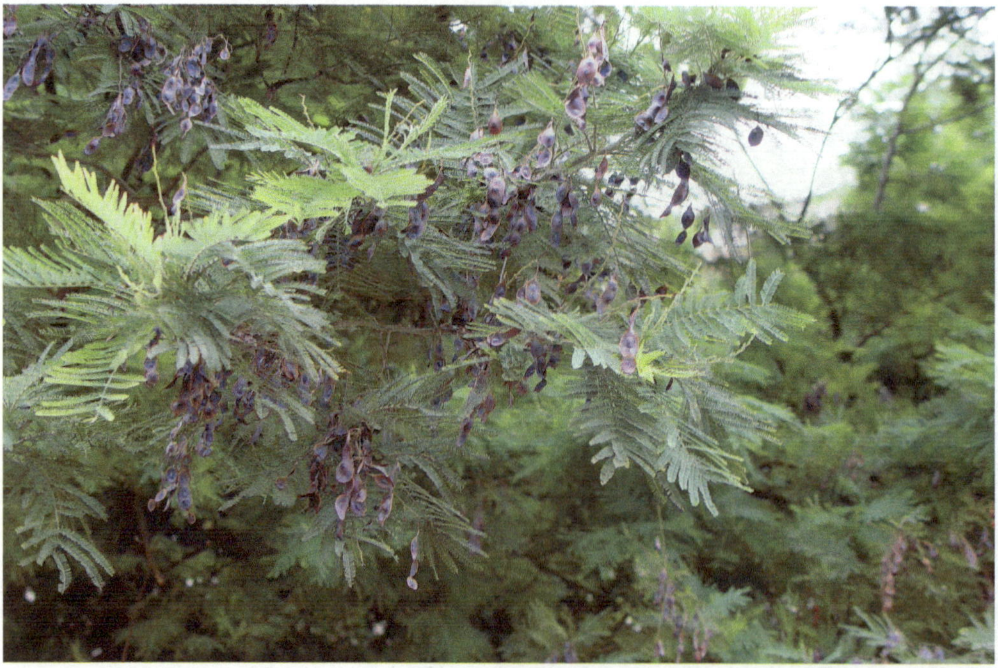

山羊角（青羊角）

来源及药用部位	牛科动物青羊 *Naemorhedus goral* Hardwicke 的角。
形态特征	体长 0.9～1.5 m，尾长 13～17 cm。雌性较小，四肢短。雌雄均有角，角短而直，长 10～14 cm，色黑，斜向后方，两角基部靠近，除尖端外，其余部分有横棱。动物通体毛色灰棕褐色，底绒灰色，喉后部有 1 块白色大斑。
性味功效	咸、甘，寒。平肝镇惊，助肾阳，壮筋骨。
常用配方	①治高血压头痛：山羊角片 50 g，水煎服。②治小儿惊痫：山羊角适量，烧焦研末，每次服 15 g，每日 2 次。

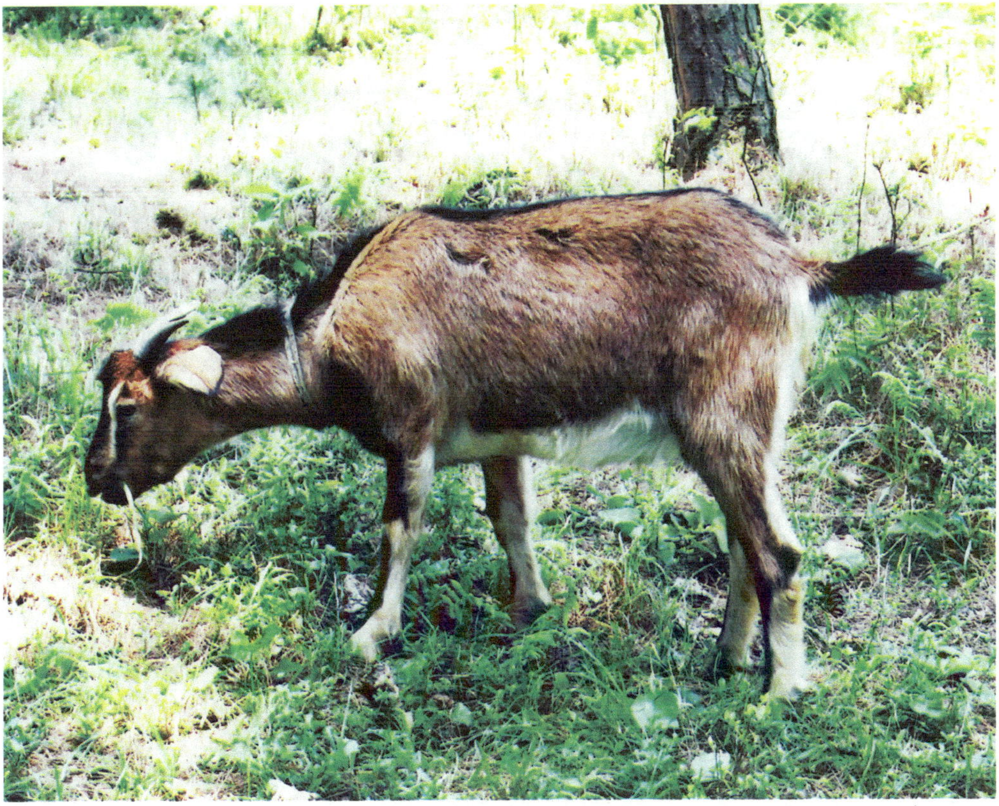

山麦冬（土麦冬）

来源及药用部位	百合科植物山麦冬 *Liriopo spicata* (Thunb.) Lour. 的块根。
形态特征	多年生草本。根状茎粗短，生有很多细长的须根，部分膨大成连珠状或纺锤形的肉质小块根。叶丛生；叶柄有膜质鞘；叶片革质，条形。花序直立，总状花序顶生；有花多数；花被淡紫色或浅蓝色；子房上位。浆果球形，熟时蓝黑色。花期 5—7 月，果期 8—10 月。
性味功效	甘、苦，微寒。养阴生津。
常用配方	①治咯血：鲜山麦冬、鲜天冬各 12 g，水煎服。②治失眠：山麦冬、土三七各 20 g，石菖蒲 6 g，水煎服。③治咽燥咳嗽：山麦冬、草珊瑚、薄荷各 12 g，水煎服。

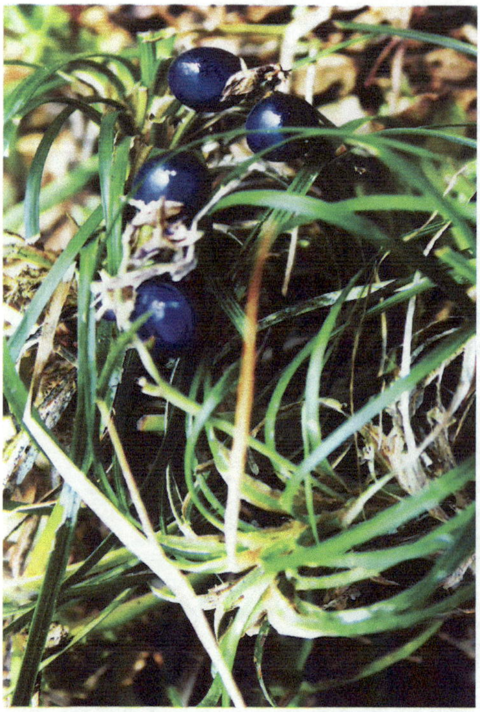

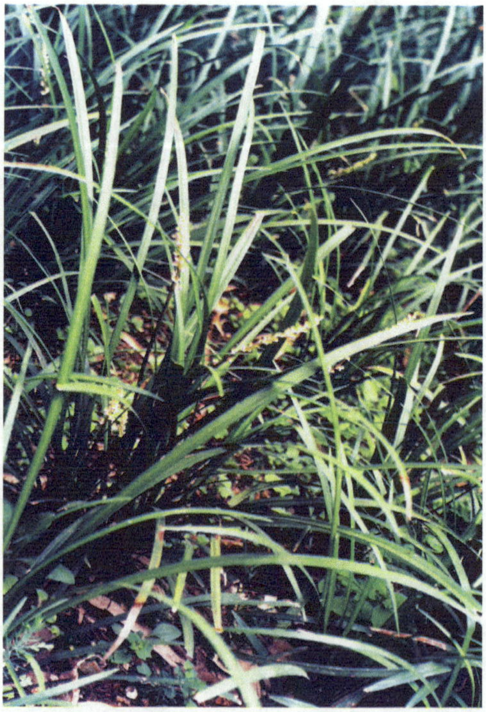

山豆根（小黄连、苦豆根）

来源及药用部位	豆科植物越南槐 *Sophora tonkinensis* Gagnep. 的根及根茎。
形态特征	灌木，高 1～2 m。根常为 2～5 条，圆柱形，黄褐色。茎圆柱形，有沟槽，密被短柔毛。单数羽状复叶互生；小叶 11～17 枚；叶片长圆状卵形或卵形，顶端小叶较大、椭圆形，先端钝圆，基部圆形，背面密被短柔毛，全缘。总状花序顶生，花萼阔钟状，蝶形花冠黄白色；雄蕊 10 枚，雌蕊 1 枚。荚果紫黑色，串珠状。种子 3～5 粒。
性味功效	苦，寒。清热解毒，消肿止痛。
常用配方	①治喉中发痈：山豆根适量，磨醋，噙之。②治疮癣：山豆根捣末，腊月猪脂调涂。③治热证上腹痛：山豆根 3 g，切细，温开水吞服。④治咽喉肿痛：山豆根 3 g，泡水服。

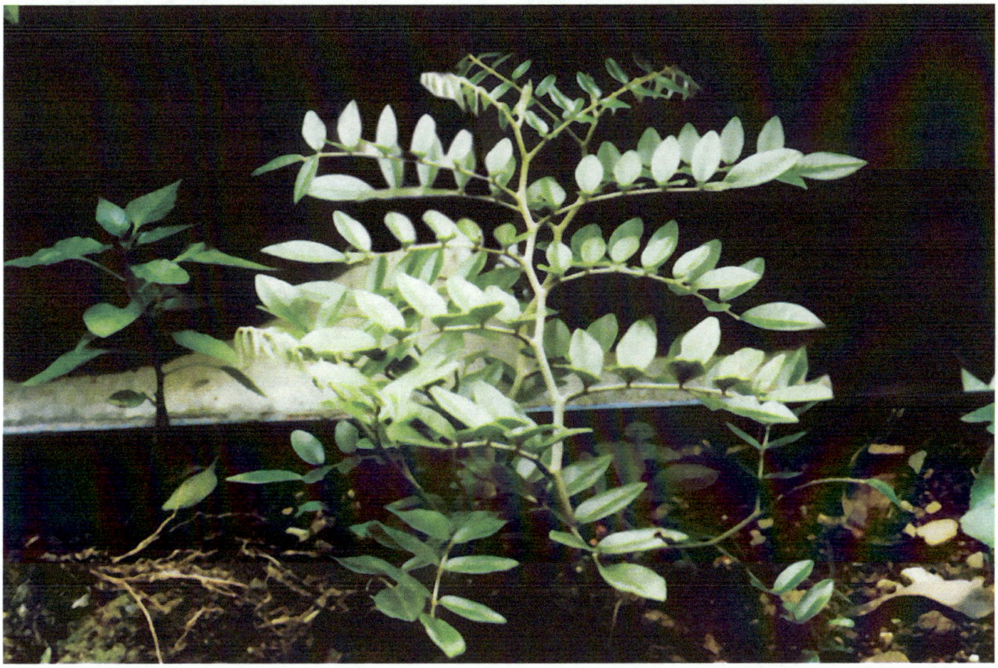

山苦荬（野苣）

来源及药用部位	菊科植物中华苦荬菜 *Ixeris chinensis* (Thunb.) Nakai 的全草。
形态特征	多年生草本，高 10 ~ 40 cm。全株无毛。基生叶莲座状；具叶柄；叶片线状披针形或蓖状，先端钝或尖，基部下延成窄叶柄，全缘或间有疏小齿；茎生叶少，无柄，略抱茎。头状花序小，组成疏松的伞房花序；外层总苞片卵形，内层总苞片线状披针形；舌状花黄色或白色，先端 5 齿裂。瘦果狭披针形，冠毛白色。花期 4—5 月。
性味功效	苦，寒。清热解毒，消肿排脓，凉血止血。
常用配方	①治泄泻痢疾：山苦荬 30 g，水煎服。②治风湿痹痛：山苦荬、山冬青、铁筷子各 15 g，水煎服。③治湿热黄疸：山苦荬、凤尾草各 20 g，水煎服。④治热毒疮痈：鲜山苦荬适量，捣烂，敷患处。

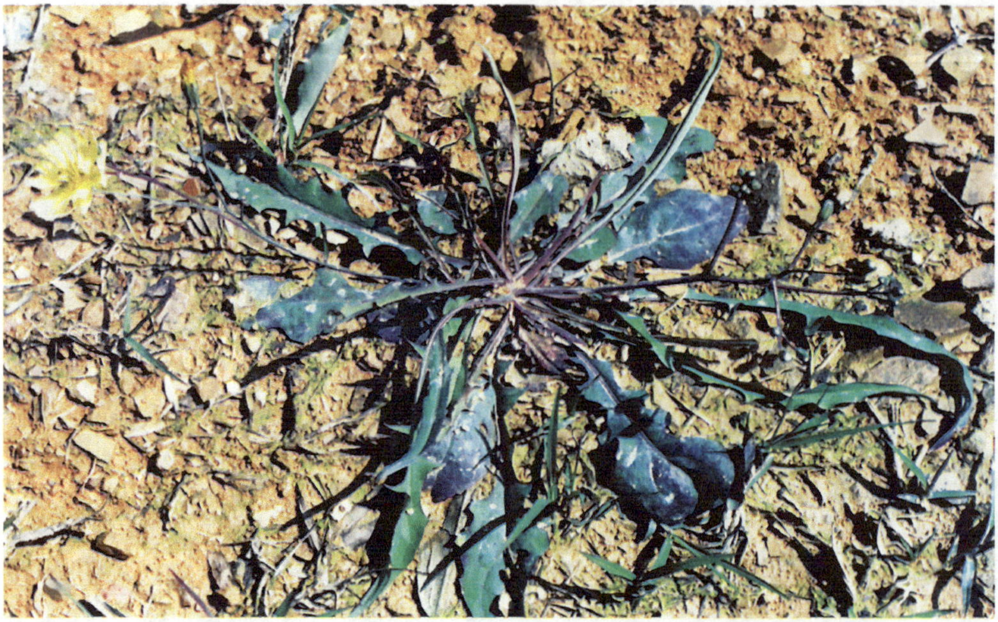

山苦菜（野洋烟）

来源及药用部位	菊科植物毛脉山莴苣 *Lactuca raddeana* Maxim. 的全草。
形态特征	二年生草本，高 65 ~ 120 cm。全株具乳汁。茎淡红色，常密被白柔毛，上部无毛。叶互生；茎下部叶柄长，上部叶柄渐短；叶片卵形或三角状长卵形。头状花序圆柱形，全部为舌状花，黄色总苞片 3 ~ 4 层。瘦果倒卵形而扁。花期、果期 8—11 月。
性味功效	苦，寒。清热解毒，祛风除湿。
常用配方	①治蛇咬伤：山苦菜适量，捣烂，搽患处。②治咳嗽：山苦菜根、款冬花、桔梗各 15 g，甘草 5 g，水煎服。③治痈疡疖肿：山苦菜嫩叶煮水熬膏，涂患处。④治风湿痹痛：山苦菜根 1.5 ~ 3 g，泡酒服。

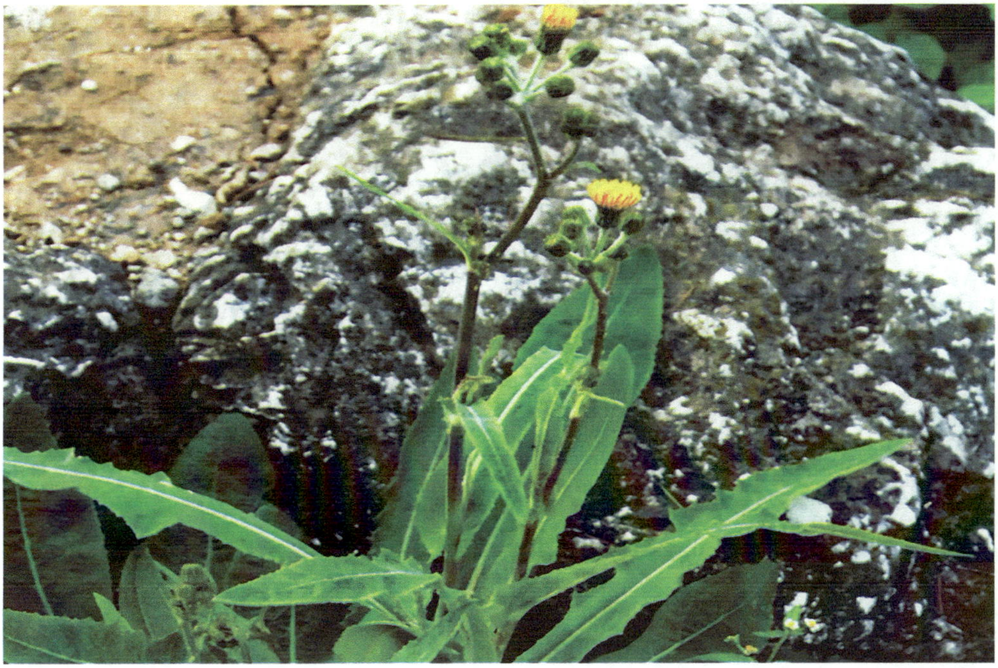

山枇杷（野枇杷）

来源及药用部位	冬青科植物山枇杷 *Ilex franchetiana* Loes. 的果实。
形态特征	常绿乔木或灌木。小枝黑褐色，当年的枝有棱角。叶互生；叶片薄革质，倒卵状椭圆形、长椭圆形至倒披针形，边缘有细锯齿，先端锐尖，基部楔形。花白色，芳香；雄花 1～3 朵成聚伞小花序，花冠轮状，不孕雌蕊圆锥形，先端钝形；雌花单一，花萼杯形，裂片卵状三角形，先端钝尖或圆形，有稀疏的硬毛，花瓣长椭圆状卵形，不孕雄蕊较花冠为短，雌蕊与花冠等长，子房卵形，柱头盘状、4 裂、冠形。果球形，柱头宿存，熟时红色，有纵沟。花期春季。
性味功效	涩，平。清肺，通乳，祛风湿。
常用配方	①治外感咳嗽：山枇杷 15～20 g，与适量蜂蜜蒸食。②治风湿痹痛：山枇杷 15 g，山木通 12 g，水煎服。③治产后乳少：山枇杷 30 g，与适量猪蹄共炖，饮汤。

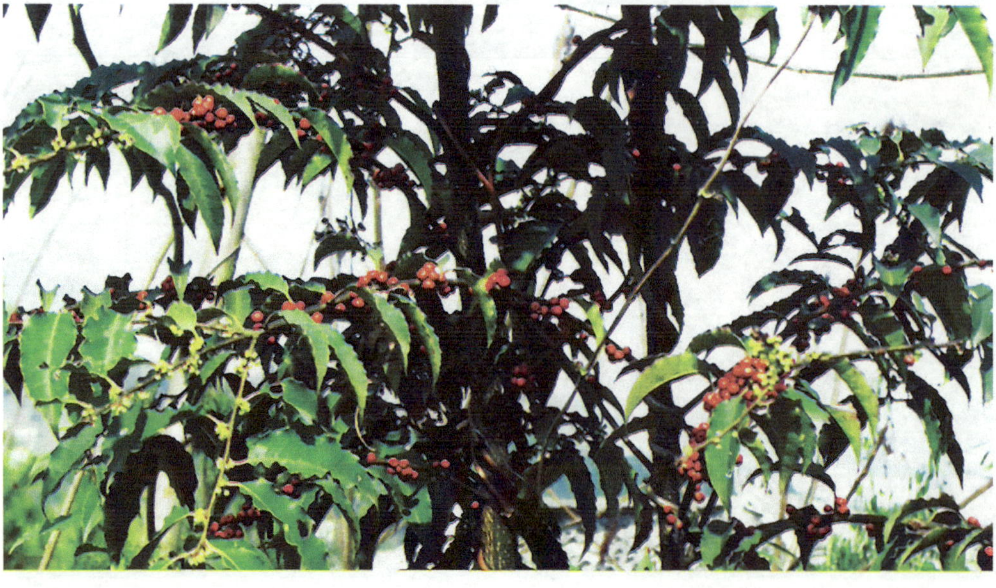

山矾叶

来源及药用部位	山矾科植物山矾 *Symplocos sumuntia* Buch. -Ham. ex D. Don 的叶。
形态特征	乔木。嫩枝褐色。叶互生；叶片薄革质，卵形、狭倒卵形或长披针形，先端尾状渐尖，基部楔形或圆形，边缘具浅锯齿或微波状。总状花序，被展开的柔毛；苞片早落；花萼无毛，萼筒倒圆锥形；花冠白色；雄蕊 25～35 枚；子房 3 室。核果卵状坛形，黄绿色。花期 2—3 月，果期 6—7 月。
性味功效	酸、涩、甘，寒。清热解毒，收敛止血。
常用配方	①治风火眼痛：鲜山矾叶适量，捣烂取汁，点眼。②治咽痛、口疮：鲜山矾叶适量，捣烂取汁，含漱。③治反胃呕吐：山矾叶（炒黄）、黑小豆（炒香）、田螺壳（火煅）各适量，共研末，每次 6～9 g，酒或温开水调服。

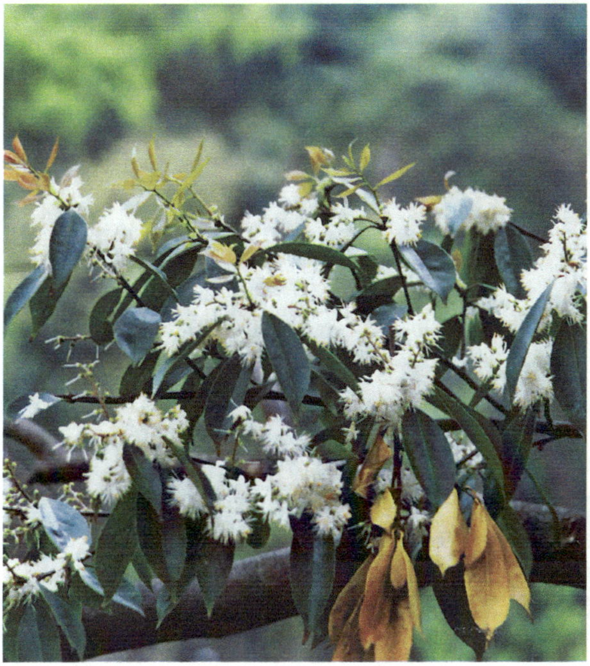

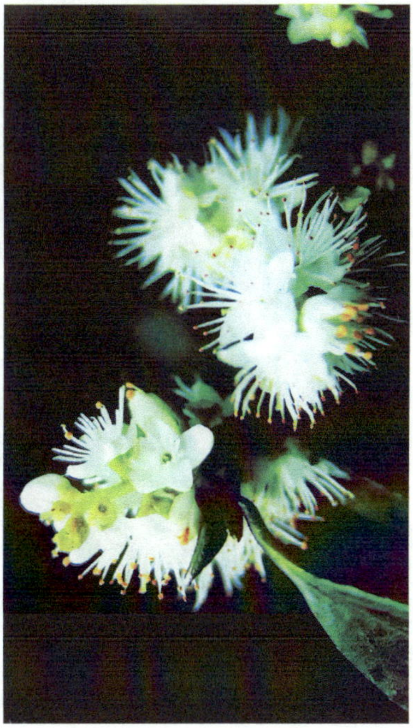

山 柰

来源及药用部位	姜科植物山柰 *Kaempferia galanga* L. 的根茎。
形态特征	多年生草本。根状茎块状，单生或数枚连生，淡绿色或绿白色，芳香。叶片近圆形，两面无毛或叶背疏被柔毛，干时叶面具红色斑点。花顶生，4～12 朵，半藏于叶鞘内，白色，具香味，易凋谢；苞片披针形；花萼约等长于苞片；花冠管裂片线形；侧生退化雄蕊倒卵状楔形；唇瓣白色，基部具紫红色斑点，2 裂至中部以下；花药隔正方形，2 裂。花期 8—9 月。
性味功效	辛，温。温中，辟秽，消食，止痛。
常用配方	①治心腹冷痛：山柰、丁香、当归、甘草各等份，共研末，醋糊为丸，如桐子大，每次 30 丸，用酒吞服。②治头屑：山柰、甘松香、零陵香各 3 g，樟脑 0.6 g，滑石 25 g，共研末，晚上搽，次日早晨洗去。

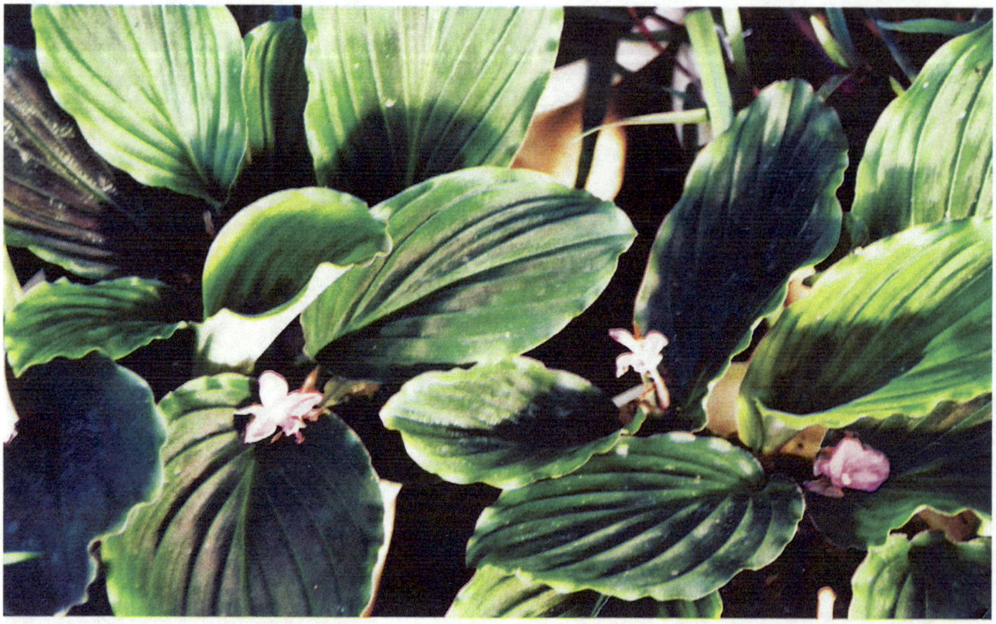

山佩兰（单叶佩兰）

来源及药用部位	菊科植物单叶佩兰 *Eupatorium japonicum* Thunb. 的全草。
形态特征	多年生草本，高 1 ~ 2 m。地下根茎匍匐，木质化，多弯曲。茎直立，常丛生，基部木质化，上部绿色，有紫色斑点，被柔毛。单叶对生；叶片卵圆形、卵状椭圆形或披针形，基部渐狭，边缘有锯齿，上面深绿色、近无毛，下面淡绿色、被疏毛、有腺点。头状花序多数，含 5 朵管状白色两性花；总苞钟状，总苞片约 9 枚、覆瓦状排列、先端钝。瘦果具 5 条棱，有毛和腺点；冠毛白色羽毛状。花期、果期 6—11 月。
性味功效	苦、辛，平。祛暑发表，化湿和中，理气活血，解毒。
常用配方	①治感冒发热、咽痛：山佩兰、一枝黄花各 30 g，水煎服。②治中暑发热头痛：山佩兰、青蒿、菊花各 9 g，绿豆衣 12 g，水煎服。③治痛经、闭经：山佩兰、香附子各 9 g，丹参 12 g，水煎服。④治跌打损伤：山佩兰适量，研末，每次 6 ~ 9 g，每日 2 次，黄酒送服。

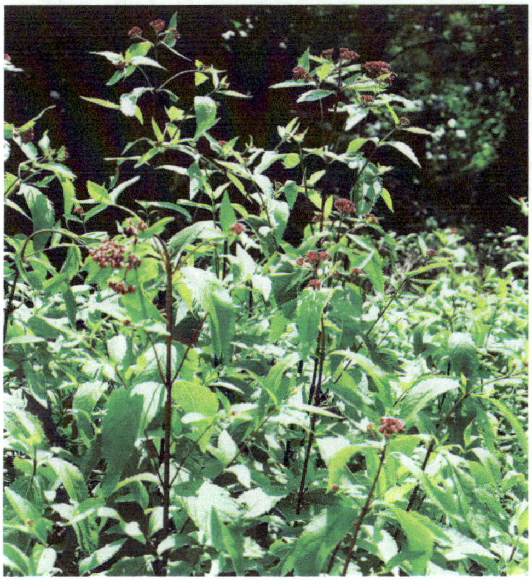

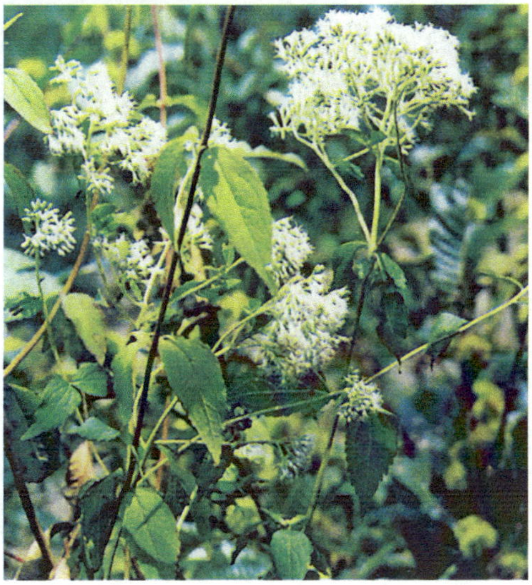

山茱萸

来源及药用部位	山茱萸科植物山茱萸 *Cornus officinalis* Sieb. et Zucc. 的果肉。
形态特征	落叶小乔木或灌木，高 4～7 m。老枝黑褐色，嫩枝绿色。叶对生；叶片纸质，卵形至长椭圆形，先端渐尖，基部楔形，上面疏生平贴毛，下面毛较密；侧脉 6～8 对，脉腋间有黄褐色毛丛。花先叶开放，伞形花序腋生；总苞片 4 枚，黄绿色；花瓣 4 枚，黄色；雄蕊 4 枚；花盘环状，肉质；子房下位，2 室。核果椭圆形，熟时深红色。花期 3—4 月，果期 9—10 月。
性味功效	酸，微温。补益肝肾，收敛固脱。
常用配方	①治自汗、盗汗：山茱萸、防风、黄芪各 9 g，水煎服。②治汗出不止：山茱萸、白术各 15 g，龙骨、牡蛎各 30 g，水煎服。③治遗尿：山茱萸、覆盆子、茯苓各 9 g，附子 3 g，熟地黄 12 g，水煎服。④治老人尿频、尿失禁：山茱萸 9 g，五味子 6 g，益智仁 6 g，水煎服。

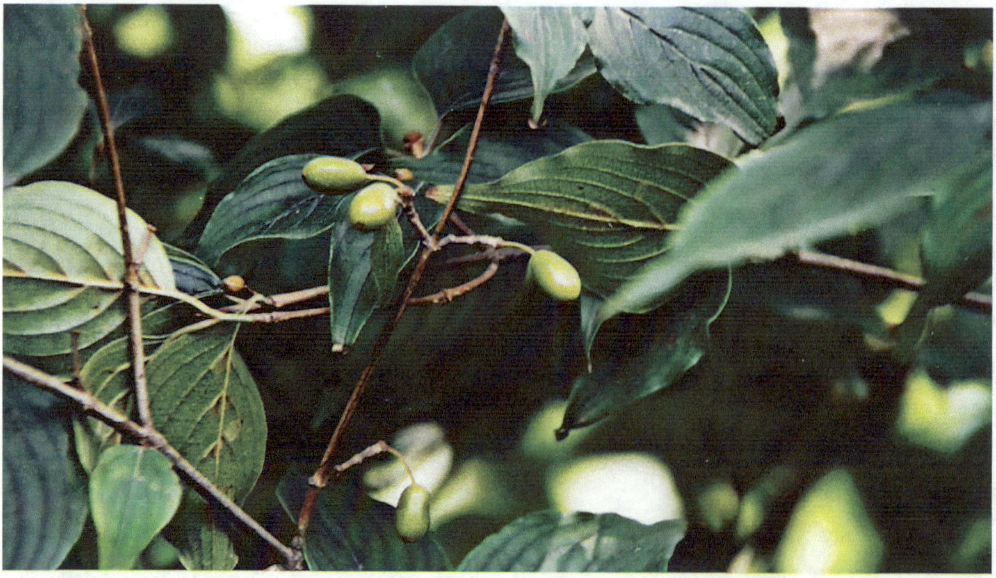

山茶花

来源及药用部位	山茶科植物山茶 *Camellia japonica* L. 的花。
形态特征	常绿小乔木或灌木，高可达 15 m。单叶互生；叶片卵圆形至椭圆形，先端尖，基部圆形至阔楔形，边缘具软骨质细锯齿，上面浓绿色、有光泽，下面淡绿色、光滑无毛。花单生或成对生于叶腋或枝顶，有白、红、淡红等色；花萼绿色；花瓣 5～7 枚，近圆形；雄蕊多数；雌蕊 1 枚。蒴果球形。
性味功效	甘、苦、辛，凉。凉血止血，散瘀消肿。
常用配方	①治吐血、咳嗽：山茶花适量，瓦上焙黑色，调红糖服 10～15 g。②治痔疮出血：山茶花 12～15 g，研末，冲服，每日 3 次。

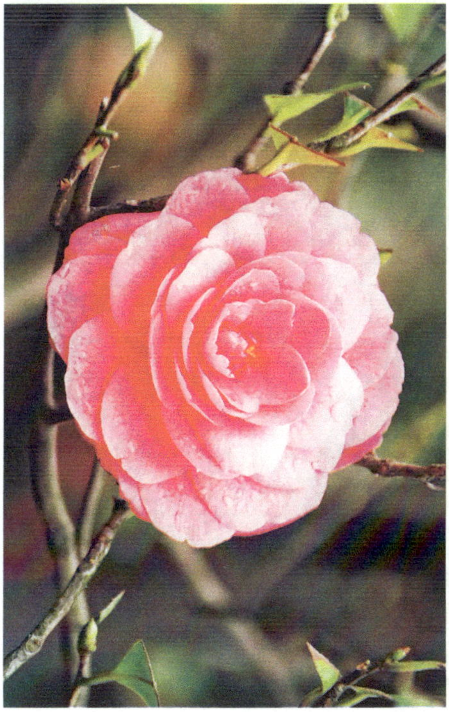

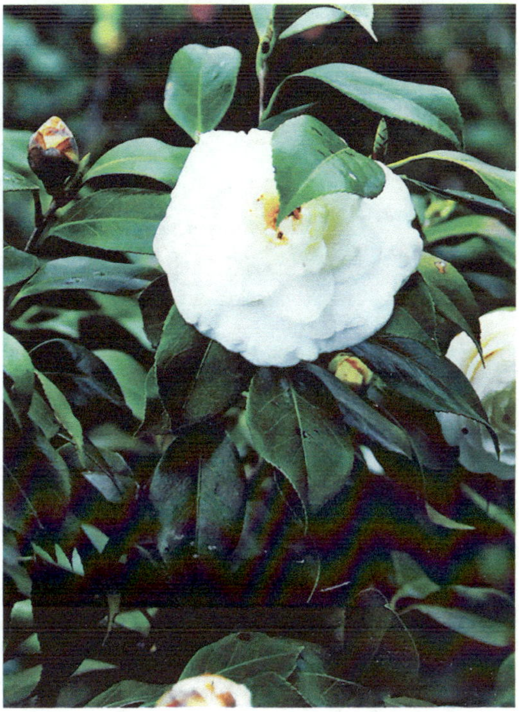

山　药

来源及药用部位	薯蓣科植物薯蓣 *Dioscorea opposita* Thunb. 的根茎或根芽。
形态特征	多年生缠绕草本。块根肥大。茎圆柱形，稍扭曲。叶互生；叶片心形，先端尖，基部阔心形，上面近光滑，下面稍被毛。花数朵排成腋生的穗状花序，基部有鞘状苞片 2 枚，先端钻形；花单性异株；花被 6 裂。蒴果矩圆形，两端微凹。种子狭卵形。花期夏季，果期 9—10 月。
性味功效	甘、平。健脾，补肺，固肾，益精。
常用配方	①治肺痨咳嗽：山药 10 g，百合 12 g，捣烂，加蜂蜜适量蒸食。②治带下过多：山药、六角英、鸡屎藤各 10 g，水煎服。③治月经不调：山药、马蹄当归各 30 g，水煎服。④治皮肤皲裂：鲜山药适量，捣烂，敷患处。

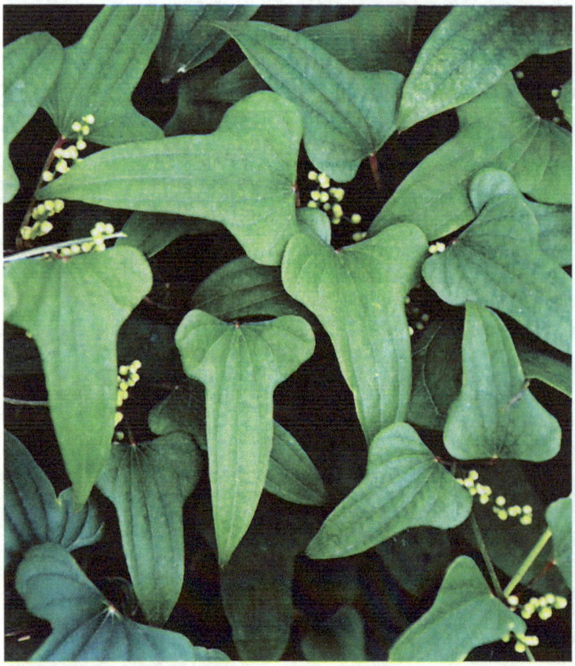

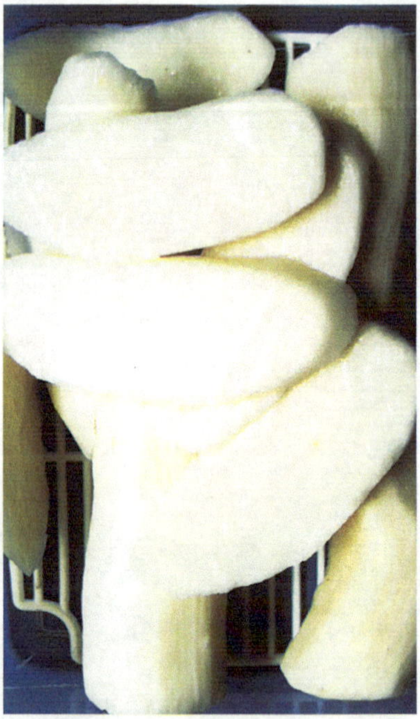

山栀茶

来源及药用部位	海桐花科植物海金子 *Pittosporum illicioides* Makino 的根和根皮。
形态特征	常绿灌木或小乔木，高 2～6 m，全体光滑无毛。单叶互生，或集生于枝顶；叶片薄革质，倒卵形至倒披针形，先端渐尖或短尖，基部楔形，边缘略呈波状，两面光滑，上面深绿色，下面稍淡。花淡黄色，3～12 朵集成伞房花序；花萼 5 裂；花瓣 5 枚；雄蕊 5 枚；子房上位。蒴果球状倒卵形或近椭圆状球形。种子多数。花期 4—5 月，果期 10 月。
性味功效	苦、辛，温。活络止痛，宁心益肾。
常用配方	①治失眠、遗精：山栀茶 250 g，于白酒 500 mL 中浸泡 3 个昼夜，每次饮 15 mL，每日 2～3 次。②治骨折：手术复位后，取鲜山栀茶适量，捣烂，敷患处。③治风湿痹痛：山栀茶 30 g，瑞香 12 g，钩藤根、独活各 15 g，水煎服或泡酒服。

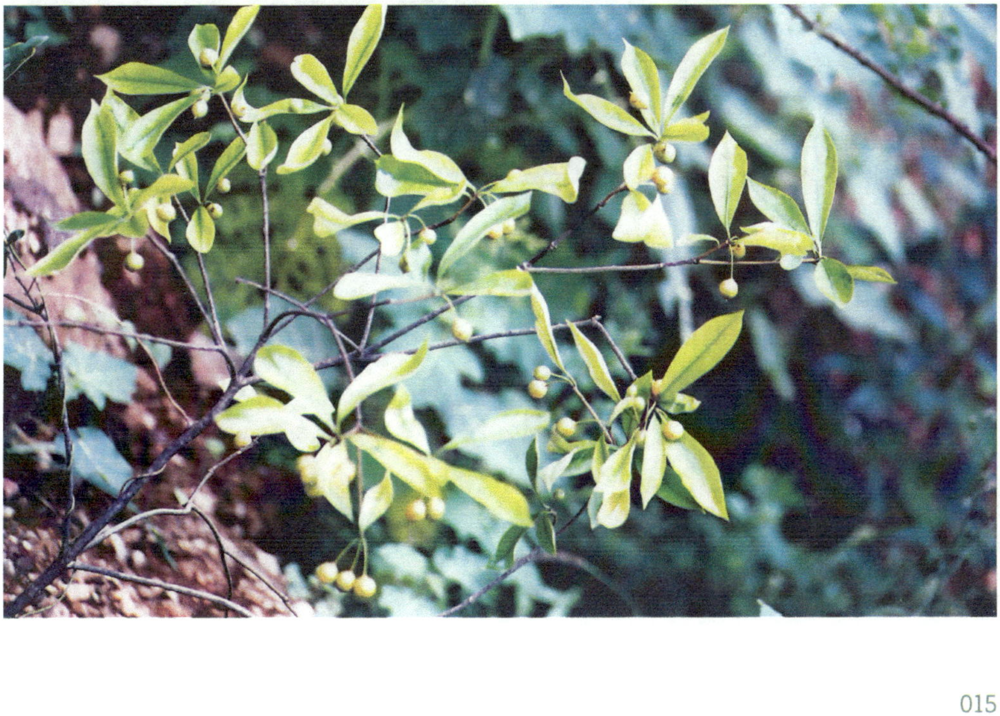

山韭菜

来源及药用部位	百合科植物多星韭 *Allium wallichii* Kunth 的全草。
形态特征	多年生草本。鳞茎圆柱形不明显，具稍粗的根；鳞茎外皮黄褐色，片状破裂或成纤维状。叶狭条形至宽条形，具有明显中脉。花葶三棱状柱形，具 3 条纵棱；总苞单侧开裂或 2 裂；伞形花序扇状至半球状，具多数疏散密集的花；花红色、紫红色、紫色至紫黑色；花丝等长，锥形；子房倒卵状球形，具 3 条棱。花期、果期 7—9 月。
性味功效	甘、辛，平。活血散瘀，祛风止痒。
常用配方	①治皮肤过敏瘙痒：山韭菜适量，捣汁搽。②治跌打损伤：山韭菜 50 g，加适量白酒捣汁内服，并取药渣搽患处。③治骨折肿痛：山韭菜、水冬瓜、赤葛各适量，捣烂，敷患处。

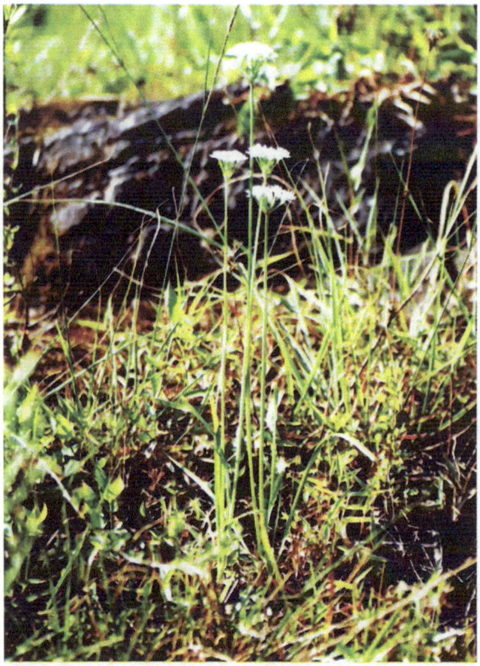

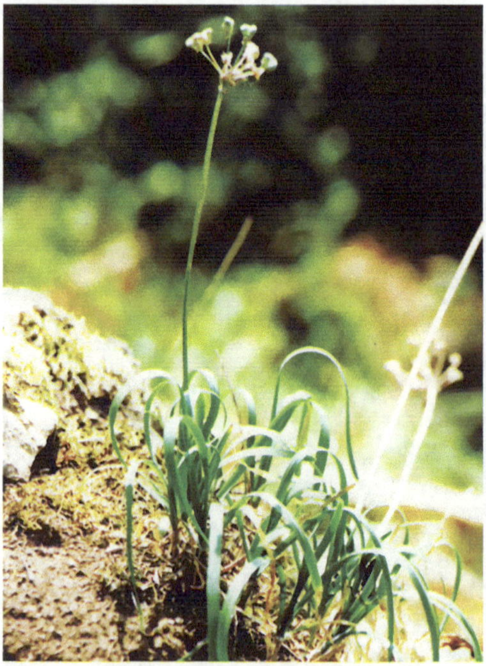

山姜（姜叶淫羊藿）

来源及药用部位	姜科植物山姜 *Alpinia japonica* (Thunb.) Miq. 的全草。
形态特征	多年生草本，高 35 ~ 70 cm。根茎横生，有分枝。叶片通常 2 ~ 5 枚，披针形至狭长椭圆形，两端渐尖，先端具小尖头；叶舌 2 裂，被短柔毛。总状花序顶生，花序轴密生绒毛；花通常 2 朵聚生；花萼棒状；花冠裂片长圆形；侧生退化雄蕊线形。果球形或椭圆形。种子多角形。花期 4—8 月。
性味功效	辛，温。活血通络，理气止痛。
常用配方	①治跌打损伤：山姜、铁筷子、见血飞、四块瓦各 20 g，泡酒服。②治风湿痹痛：山姜、母猪藤根、山冬青各 30 g，酒、水各半煎服。③治胃痛：山姜 20 g，何首乌 10 g，共研末，每次吞服 3 ~ 5 g。④治牙痛：山姜 10 g，花椒少许，水煎取液，含漱。⑤治疮痈肿毒：山姜、蒲公英各适量，捣烂，敷患处。

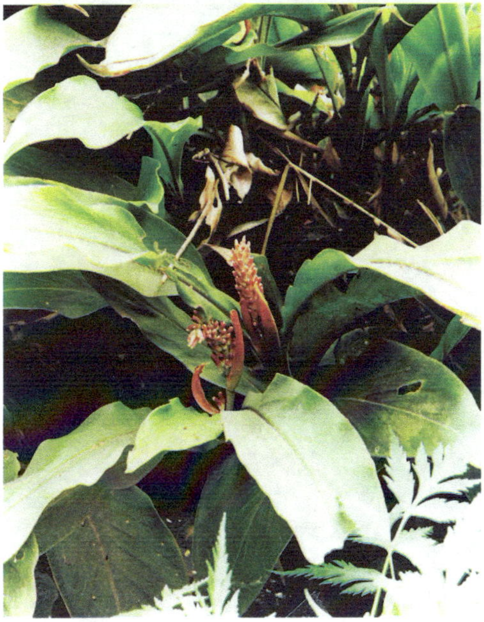

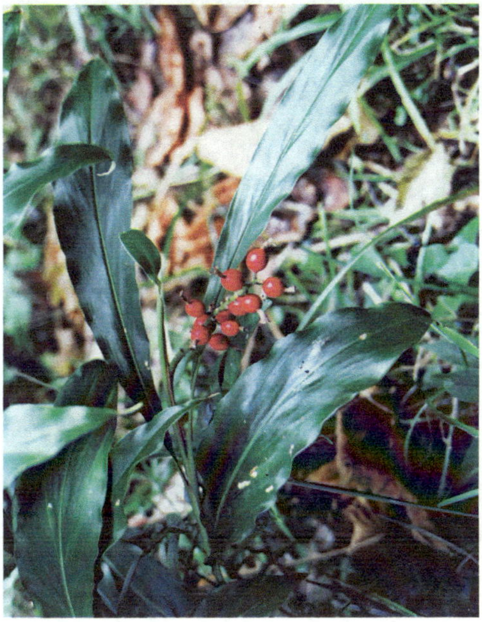

山海棠

来源及药用部位	秋海棠科植物云南秋海棠 *Begonia yunnanensis* Lévl. 的全草。
形态特征	多年生瘦弱草本。根茎细长，斜出，有须根。茎细无毛，不分枝或下部偶有分枝。单叶互生；上部叶渐变小，长卵形；叶片基部心形，稍歪斜，边缘有不整齐钝齿、膜质；叶柄纤细。总状聚伞花序腋生或顶生；花小，粉红色。蒴果有 3 翅。
性味功效	苦、酸，微温。活血调经，行气止痛。
常用配方	①治胃痛：山海棠 10 ~ 15 g，水煎服。②治骨折：山海棠适量，捣烂，敷患处。③治小儿血尿：山海棠、鼠尾草各 10 g，水煎服。④治小儿口腔炎：山海棠适量，捣汁，涂抹患处。

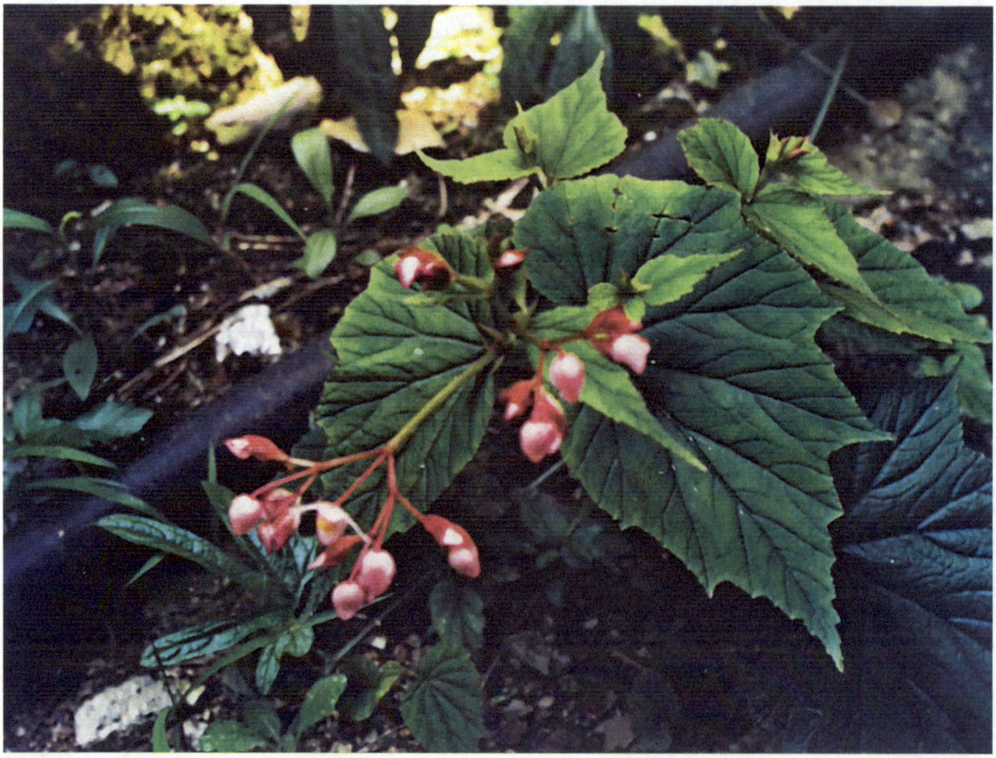

山海螺

来源及药用部位	桔梗科植物羊乳 *Codonopsis lanceolata* (Sieb. et Zucc.) Trautv. 的根。
形态特征	多年生缠绕草本，长达 2 m 以上。全株无毛，富含白色乳液，具特殊腥臭味，有多数短分枝。根粗壮肥大，纺锤形或圆锥形，近上部有稀疏环纹。主茎上叶互生，叶片菱状狭卵形或披针形，通常全缘。花单生或对生于枝顶；花萼 5 裂，绿色；花冠宽钟形，浅裂，黄绿色，内有紫色斑点；雄蕊 5 枚，花丝粗短；子房半下位，柱头 3 裂。蒴果扁圆锥形。种子具膜质翅。花期、果期 7—8 月。
性味功效	甘、辛，平。益气养阴，解毒消肿，排脓，通乳。
常用配方	①治身体虚弱、头晕头痛：山海螺 60 g，水煎，煮鸡蛋 1 ~ 2 个吃。②治咳嗽：山海螺 45 g，桔梗、木贼各 9 g，水煎服。③治乳痈、肠痈、肺痈：山海螺、蒲公英各 15 g，水煎服。④治产后乳少：山海螺 60 g，通草、木通各 6 g，水煎服。

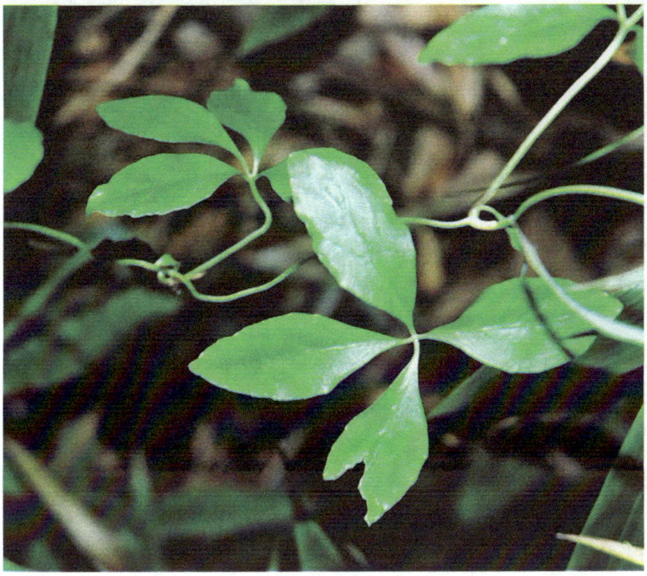

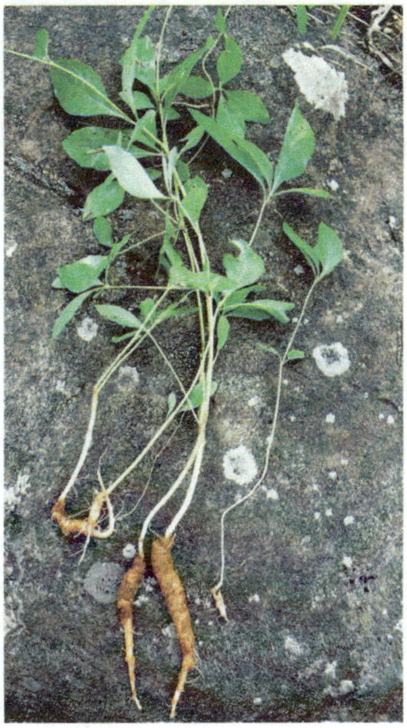

山梗菜

来源及药用部位	桔梗科植物山梗菜 *Lobelia sessilifolia* Lamb. 的全草。
形态特征	多年生草本，高 30 ~ 80 cm。根茎斜生，有多数白色细须根。茎直立。茎中部及上部叶密生，单叶互生；茎下部叶长圆形，先端钝；其余叶片线状披针形至披针形，先端尖，基部心形或短楔形，边缘有微锯齿。总状花序顶生；萼钟形，5 裂；花冠深蓝色，近二唇形；聚药雄蕊；子房球形。蒴果近球形。
性味功效	甘，平。解毒止痛，利水杀虫。
常用配方	①治毒蛇咬伤：鲜山梗菜适量，捣烂，敷患处。②治胃寒痛：山梗菜 30 g，山当归根 20 g，水煎服。③治水肿：山梗菜、三白草、灯心草各 20 g，水煎服。④治咳嗽：山梗菜、矮地茶各 30 g，水煎服。⑤治疔痈肿毒：鲜山梗菜适量，捣烂，敷患处。

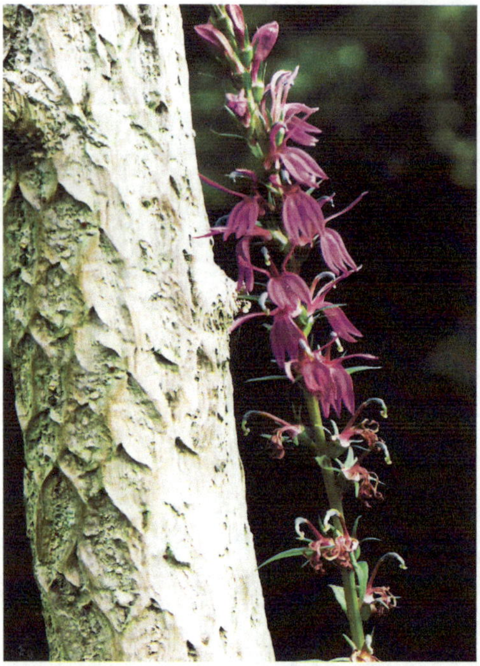

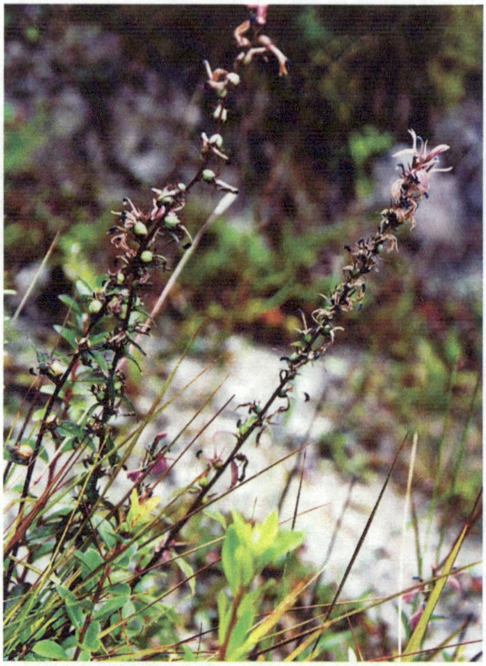

山银花

来源及药用部位	忍冬科植物华南忍冬 *Lonicera confusa* (Sweet) DC. 的花蕾或带初开的花。
形态特征	木质藤本，长 2～4 m。树皮黄褐色渐次变为白色，嫩时有短柔毛。叶对生；叶片卵圆形至椭圆形，上面绿色，下面带灰白色、密生白色短柔毛。花冠管状，稍被柔毛，初开时白色，后变黄色。花期 6—9 月，果期 10—11 月。
性味功效	甘，寒。清热解毒，凉散风热。
常用配方	①治外感风热或温病初起：山银花、马兰、马鞭草、金柴胡各 10 g，水煎服。②治暑热烦渴：山银花、菊花各 10 g，水煎代茶饮。③治暴泻、痢疾：山银花 20 g，莲子 40 g，粳米适量，加水煮粥，加少许白糖，作早餐食。④治痄腮肿痛：山银花、土大黄各 20 g，水煎服，并取煎液搽患处。

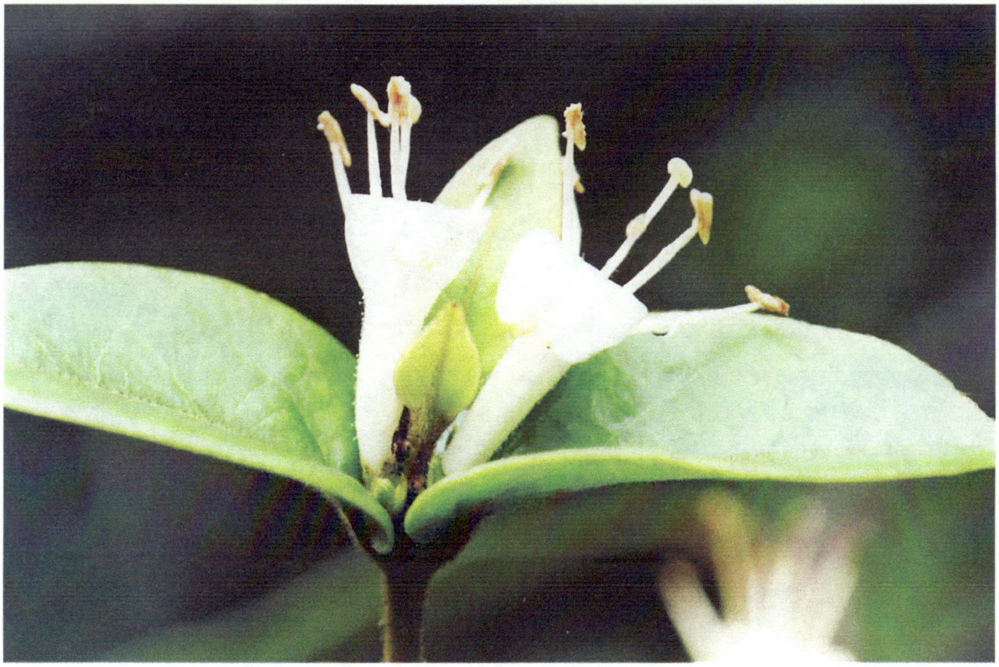

山麻杆

来源及药用部位	大戟科植物山麻杆 *Alchornea davidii* Franch. 的茎皮和叶。
形态特征	落叶小灌木，高 1 ~ 2 m，直根。幼枝密被茸毛，老枝栗褐色，光滑。单叶互生；叶柄被柔毛；托叶狭披针形或线形，早落；叶片阔卵形至扁圆形，先端渐尖或钝，基部圆形或心形，边缘有钝齿，上面绿色，下面带紫色；基出 3 脉，网脉明显。花小，单性，雌雄同株；无花瓣；雄花密集成穗状花序，花萼 3 ~ 4 裂，雄蕊 6 ~ 8 枚，花丝分裂；雌花疏生成总状花序，萼片 4 枚，子房 3 室。蒴果扁球形，密被短柔毛。花期 4—5 月，果期 6—8 月。
性味功效	淡，平。驱虫，解毒，定痛。
常用配方	①治蛔虫病：山麻杆 3 g，研末，加面粉做馒头吃。②治蛇咬伤：鲜山麻杆适量，捣烂，敷患处。

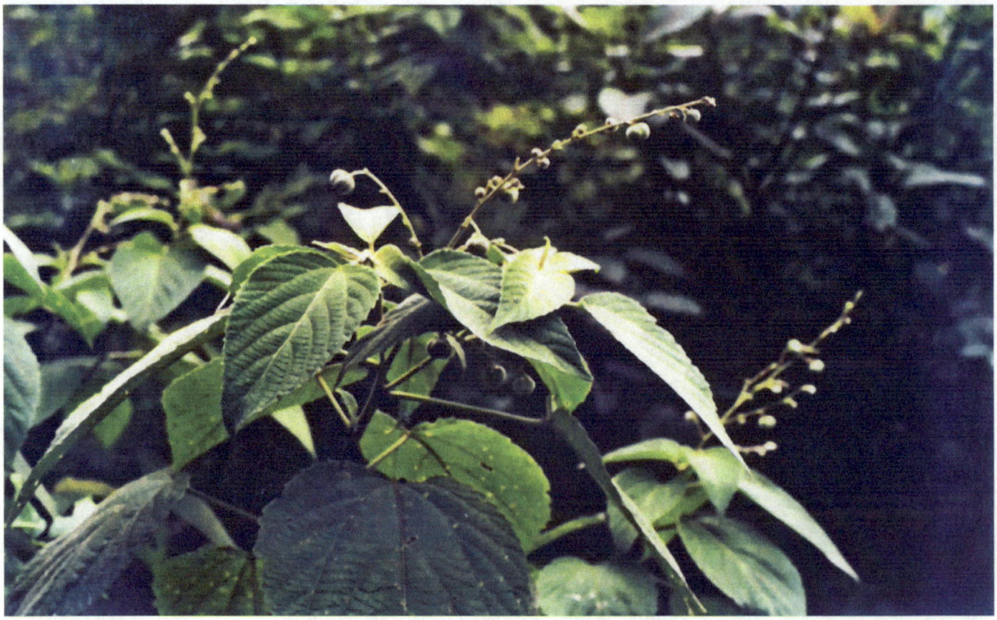

山酢浆草（三叶铜钱草）

来源及药用部位	酢浆草科植物白花酢浆草 *Oxalis acetosella* L. 的全草。
形态特征	多年生草本。根茎匍匐，细弱，有淡褐色鳞片和连串的纺锤形小鳞茎。叶基生；小叶 3 枚，倒心形，上面绿色（也有全为紫色的），下面灰绿色。花梗细长；苞片 1 对；花 1 朵俯垂或偏向一侧，白色或带紫色脉纹；萼片薄纸质，果熟期宿存；雄蕊 10 枚。蒴果球形，每室有种子 1 粒。种子深褐色。花期 7—8 月，果期 8—9 月。
性味功效	酸、辛，平。清热解毒，活血散瘀，利尿通淋。
常用配方	①治湿热带下：山酢浆草适量，研末，每次 6 g，热水冲服。②治麻风：山酢浆草 120 g，水煎取液，浸洗患处。③治无名肿毒：山酢浆草适量，捣烂，加适量酒、醋调匀，轻者搽，重者敷。

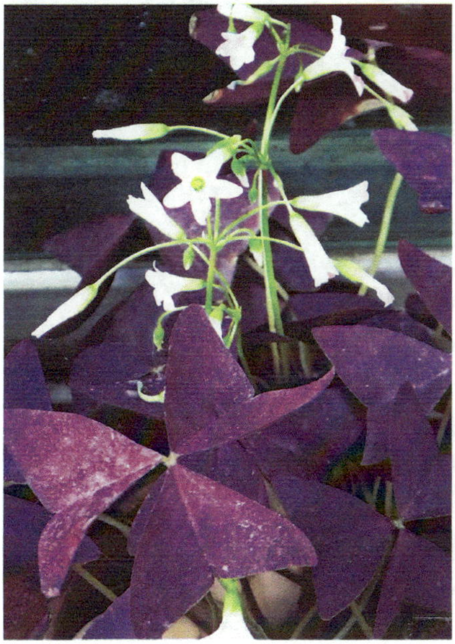

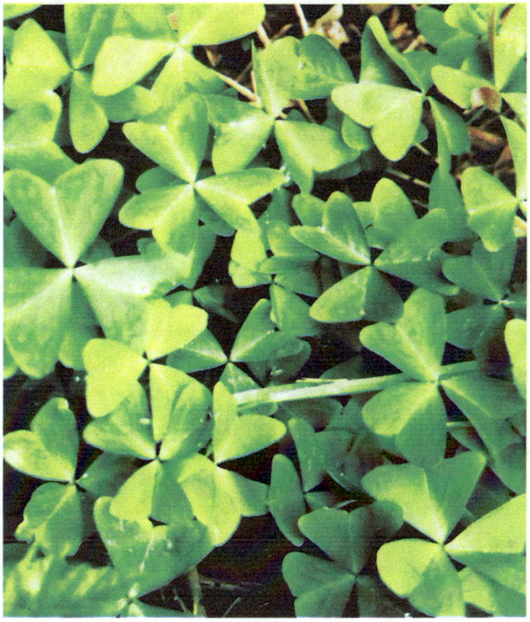

山紫菀（葫芦七）

来源及药用部位	菊科植物蹄叶橐吾 *Ligularia fischeri* (Ledeb.) Turcz. 的根及根茎。
形态特征	灌木，高 1 ~ 2 m。根常 2 ~ 5 条，圆柱形，黄褐色。茎直立，有纵纹，密被短柔毛。基生叶肾形，边缘有细锯齿，基部深心形，具长柄；茎生叶小型，叶柄部膨大、抱茎。头状花序顶生排列成总状；舌状花黄色；雄蕊 10 枚；雌蕊 1 枚。瘦果细长。种子 3 ~ 5 粒。
性味功效	甘、辛，温。理气活血，止痛，祛痰止咳。
常用配方	①治腰腿痛：山紫菀 60 g，研末，每次 6 g，每日 2 次。②治劳伤疼痛：山紫菀、小救驾各 3 g，红三七、四块瓦、红毛七各 6 g，水煎服，黄酒为引。③治咳嗽、痰中带血：山紫菀 200 g，五味子 100 g，炼蜜为丸，每次含化 15 g，每日 2 次。

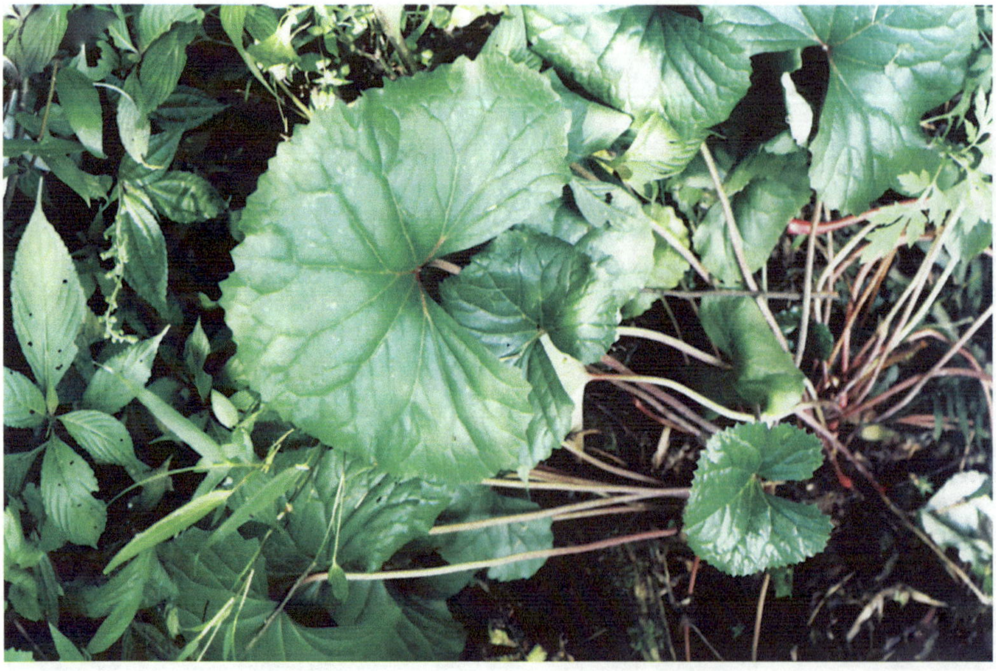

山蒟（爬岩香）

来源及药用部位	胡椒科植物山蒟 *Piper hancei* Maxim. 的藤茎。
形态特征	攀缘藤本。叶互生；叶片纸质或近革质，卵状披针形或椭圆形，先端短尖或渐尖，基部渐狭或楔形，有时明显不对称；叶脉 5 ~ 7 条；具叶柄。花单性，雌雄异株，聚集成与叶对生的穗状花序。雄花序长 6 ~ 10 cm；总花梗与叶柄等长或略长；苞片近圆形，无柄或具短柄；雄蕊 2 枚，花丝短。雌花序苞片与雄花序的相同，但柄略长；子房近球形、离生，柱头 4 裂或 3 裂。浆果球形，黄色。花期 3—8 月。
性味功效	辛，温。祛风除湿，活血止痛，止咳化痰。
常用配方	①治月经不调、痛经及胃痛：山蒟 5 ~ 15 g，水煎服。②预防流行性感冒：山蒟 15 g，石韦 15 g，石菖蒲 15 g，水煎取汁，每日 3 次，温服。③治蛇咬伤：鲜山蒟适量，捣烂，敷患处。

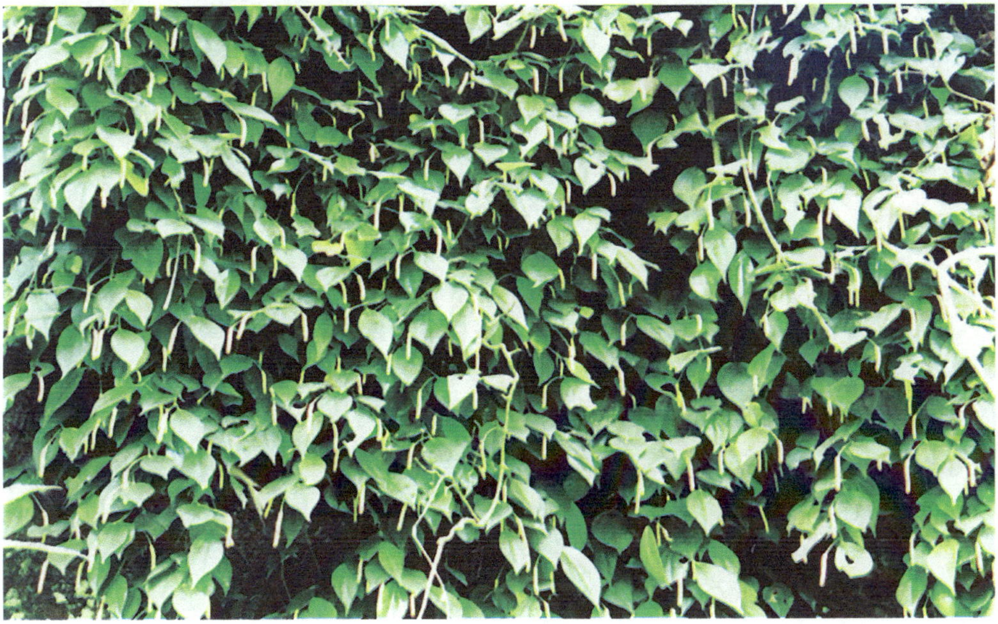

山　楂

来源及药用部位	蔷薇科植物山里红 *Crataegus pinnatifida* var. *major* N. E. Br. 或山楂 *Crataegus pinnatifida* Bunge 的果实。
形态特征	山里红：落叶乔木，高达 6 m。分枝多，无刺或有少数短刺。单叶互生；具叶柄；叶片广卵形或三角状卵形，羽状裂片 2~4 枚，先端渐尖，基部宽楔形，上面有光泽，下面沿叶脉被短柔毛，边缘有不规则重锯齿。伞房花序；萼筒钟状，裂片 5 枚；花冠白色；花瓣 5 枚；雄蕊约 20 枚，花药粉红色；子房下位。梨果近球形，深红色，有黄白色小斑点。花期 5—6 月，果期 8—10 月。
性味功效	酸、甘，微温。消食化积，活血化瘀。
常用配方	①治食积腹胀：鲜山楂洗净，直接嚼服。②治泻痢腹痛：山楂、鸡屎藤各 10 g，水煎服。③治冻疮肿痛：山楂、桂枝各 10 g，泡入 100 mL 酒精中 1 周，取适量药液搽患处。

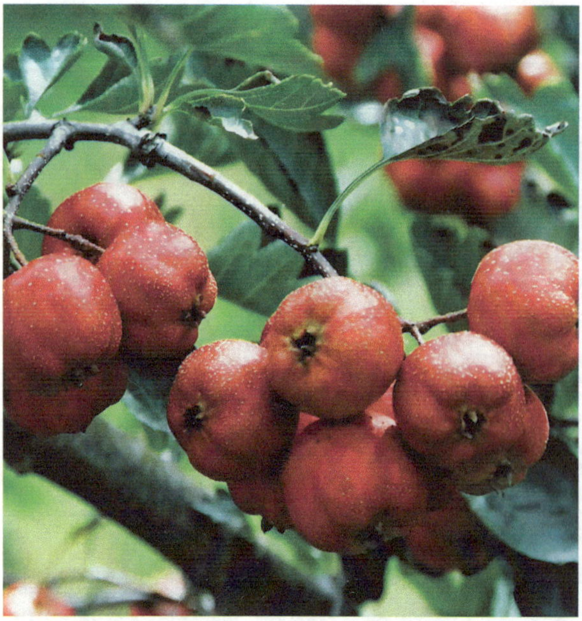

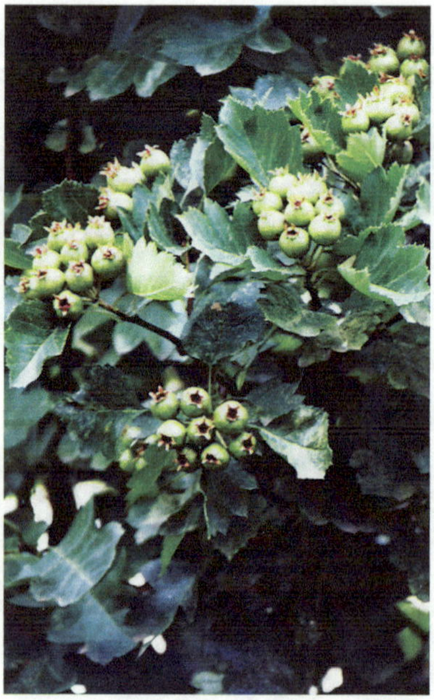

山楂叶悬钩子（树莓）

来源及药用部位	蔷薇科植物牛叠肚 *Rubus crataegifolius* Bunge 的根、叶。
形态特征	落叶灌木，高 1～2 m。茎直立。小枝黄褐色至紫褐色，无毛，具直立针状皮刺。单叶互生；托叶线形，基部与叶柄合生；叶柄具疏柔毛和钩状小皮刺；叶片广卵形至近圆卵形，先端急尖或微钝。花 2～6 朵簇生于枝顶成短伞房状花序；花梗具柔毛；萼筒杯状，萼裂片三角状卵形，先端渐尖，全缘，外面具短柔毛，内面密被白色柔毛；花瓣卵状椭圆形，白色；雄蕊多数；心皮多数，无毛。聚合果近球形，暗红色，无毛，有光泽。花期 6 月，果期 8—9 月。
性味功效	苦、涩，平。祛风利湿，收湿敛疮。
常用配方	①治风湿痹痛：山楂叶悬钩子、万年荞根各 20 g，水煎服。②治湿热黄疸、胁痛：山楂叶悬钩子、六月雪各 20 g，水煎服。③治黄水疮：鲜山楂叶悬钩子适量，捣烂，敷患处。

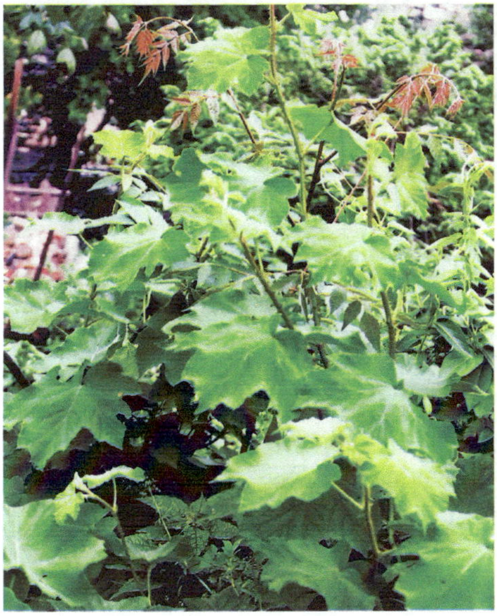

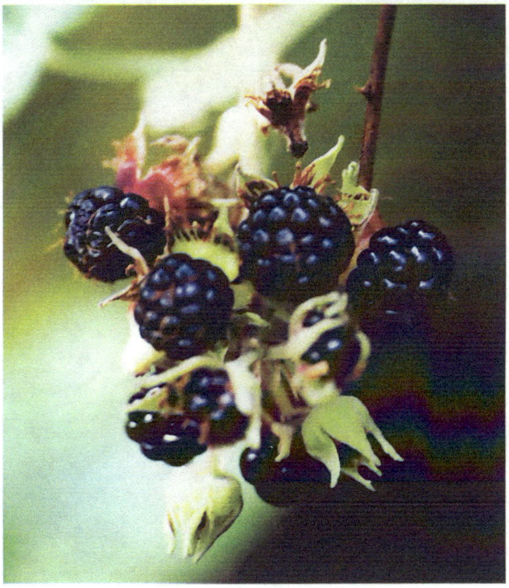

山慈菇

来源及药用部位	兰科植物杜鹃兰 *Cremastra appendiculata* (D. Don) Makino 的假鳞茎。
形态特征	陆生草本植物。假鳞茎聚生，近球形。叶片椭圆形，先端急尖，基部收窄为柄。花葶侧生于假鳞茎顶端，直立，粗壮，通常高出叶外，疏生 2 枚筒状鞘；总状花序疏生多数花；花偏向一侧，紫红色；花苞片狭披针形；花被片呈筒状，先端略开展；萼片和花瓣近相等，倒披针形，先端急尖；唇瓣近匙形，与萼片近等长，基部浅囊状；合蕊柱纤细，略短于萼片。花期 6—8 月。
性味功效	甘、微辛，凉；有毒。清热解毒，化痰散结，抗肿瘤。
常用配方	①治痈肿、恶疮、蛇虫咬伤：鲜山慈菇、苍耳草各等量，捣烂，滤汁，温酒兑服，并用药渣敷患处。②治皮肤溃破肿痛：山慈菇适量，研末，醋调敷患处。

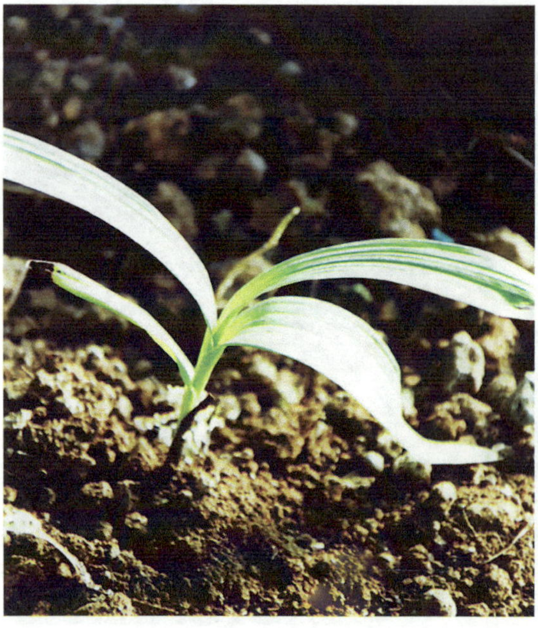

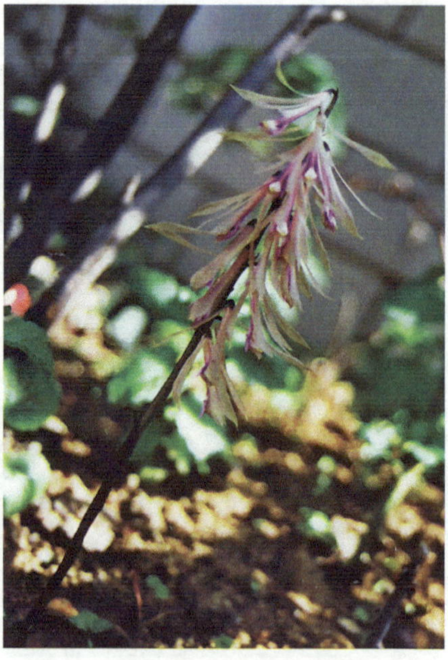

山蜡梅

来源及药用部位	蜡梅科植物山蜡梅 *Chimonanthus nitens* Oliv. 的叶。
形态特征	常绿灌木，高达 3 m。幼枝方形，老枝近圆柱形。单叶对生；叶片近革质，椭圆形或卵状披针形，先端渐尖，基部楔形，全缘，上面亮绿色，下面灰白色。小花单生或成对生于叶腋，芳香；花被片多数，白色或黄白色；雄蕊 5～7 枚；离生心皮多数，子房卵形。假果椭圆形，褐色，内含瘦果多数。种子 1 粒。花期 10 月至次年 1 月，果期 4—7 月。
性味功效	辛、苦，温。祛风解表，芳香化湿。
常用配方	①治风寒感冒：山蜡梅 6 g，生姜 3 片，水煎，加适量红糖服。 ②治夏季感冒胸闷、倦怠、食少：山蜡梅、桔梗各 4.5 g，陈皮 6 g，苍术 9 g，水煎服。

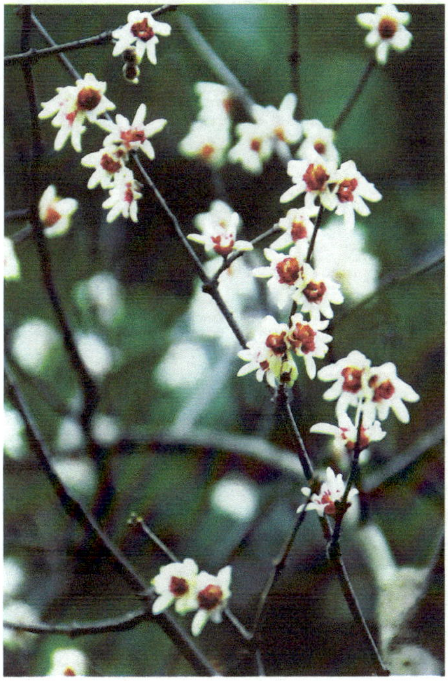

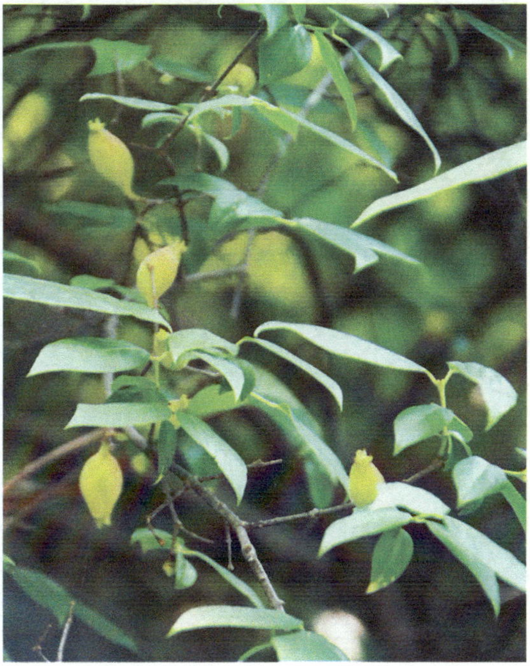

山漆树（小漆树）

来源及药用部位	漆树科植物小漆树 *Toxicodendron delavayi* (Franch.) F. A. Barkl. 的根和叶。
形态特征	灌木，高 2～4 m。树皮具椭圆形突起小皮孔；小枝红褐色，无毛。单数羽状复叶互生；具小叶 5～7 枚；小叶片卵状披针形或披针形，先端急尖或渐尖，基部略偏斜，全缘，两面无毛，叶背被白粉。总状花序腋生，被细柔毛；花小，淡黄色，杂性，稀疏；萼片与花瓣均有 4～6 枚；花丝钻形，花药长圆形；子房卵圆形，无毛。核果斜卵形，无毛，具光泽。种子 1 粒。
性味功效	辛、苦，温。祛风湿，解毒消肿，止痛。
常用配方	①治风湿痹痛：山漆树 30 g，泡酒服；另取适量山漆树，水煎取液，熏洗痛处。②治无名肿毒：山漆树适量，捣烂，敷患处。

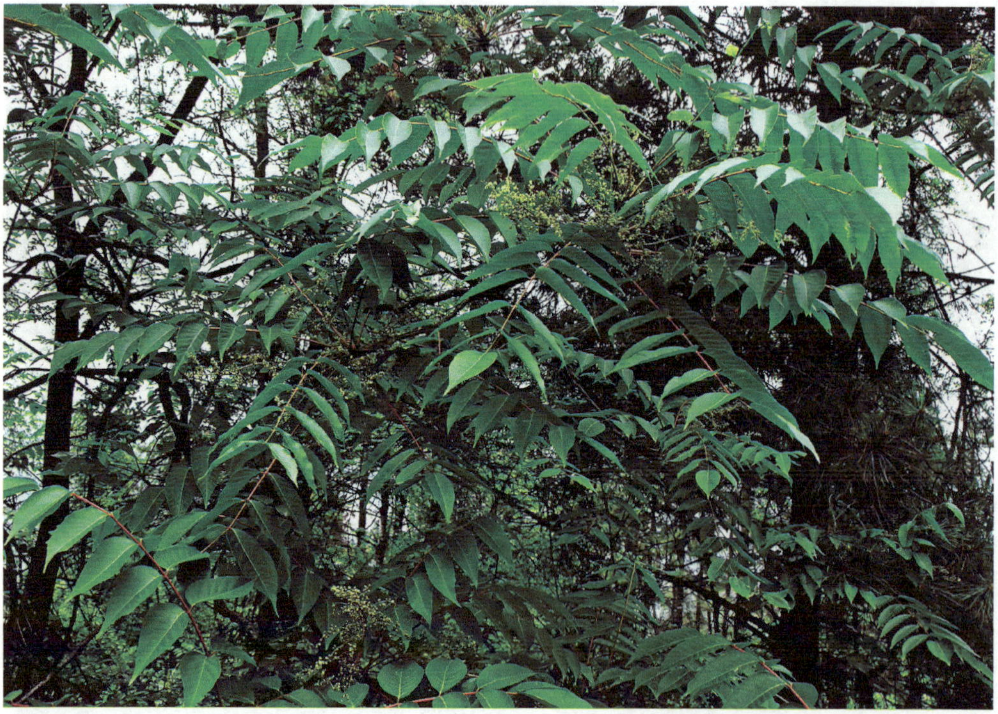

千日红（小鸡冠花）

来源及药用部位	苋科植物千日红 *Gomphrena globosa* L. 的全草。
形态特征	一年生草本，高约 50 cm，全株密被白色长毛。茎直立，有分枝，近四棱形，节部膨大，带紫红色。单叶对生；叶片长圆形至椭圆形，先端钝或尖，基部楔形，全缘。头状花序球形或长圆形；花有紫红色、白色或淡红色等；雄蕊 5 枚，粉红色；花柱线形、短，柱头 2 裂。胞果圆形。
性味功效	甘，平。止咳平喘，平肝明目。
常用配方	①治头痛：千日红 9 g，马鞭草 21 g，水煎服。②治气喘：千日红 10 g，水煎，冲少量黄酒服。③治白痢：千日红 10 g，水煎，冲少量黄酒服。④治小儿夜啼：鲜千日红 8 g，蝉蜕 3 个，菊花 2 g，水煎服。

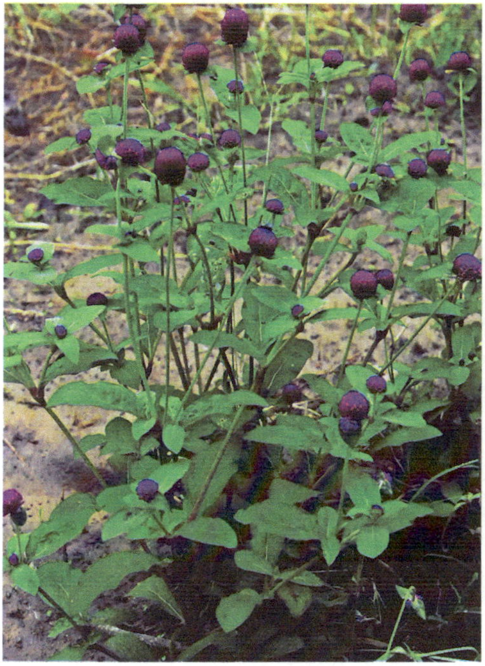

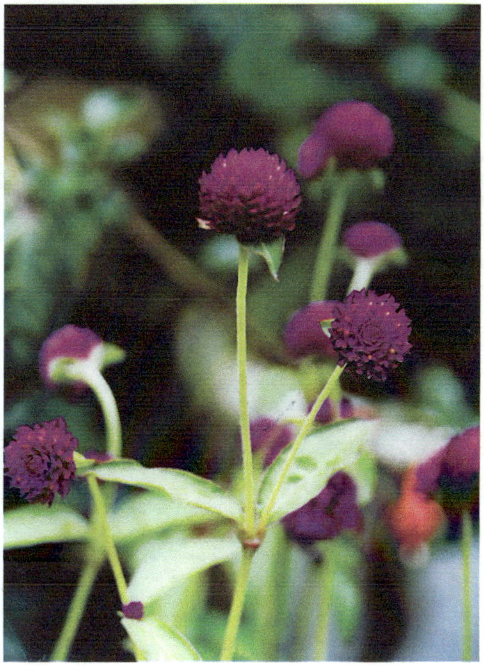

千斤拔（假木豆）

来源及药用部位	豆科植物假木豆 *Dendrolobium triangulare* (Retz.) Schindl. 的根。
形态特征	灌木，高 1～2 m。根粗，锥形，不易拔出。茎枝有棱，密被短柔毛。三出复叶互生；小叶倒卵状矩圆形或矩圆形，先端急尖，基部楔形或圆形，上面无毛，下面密生短柔毛。短总状花序腋生；花密集约 20 朵；花萼钟状、5 裂；蝶形花冠白色或淡黄色；子房线形。荚果背腹缝线呈波状，密被绢质柔毛。
性味功效	甘、涩，平。舒筋活络，强腰壮骨。
常用配方	①治阳痿：千斤拔、九牛造、隔山消、石南藤各 30 g，泡酒服。②治腰肌劳损：千斤拔、五香血藤、清风藤各 20 g，水煎服。③治偏瘫：千斤拔、金钩莲、胡豆莲各 20 g，水煎服。④治气虚脚肿：千斤拔、臭牡丹根各 30 g，水煎服。⑤治久咳：千斤拔、山蚂蝗根各 30 g，水煎服。

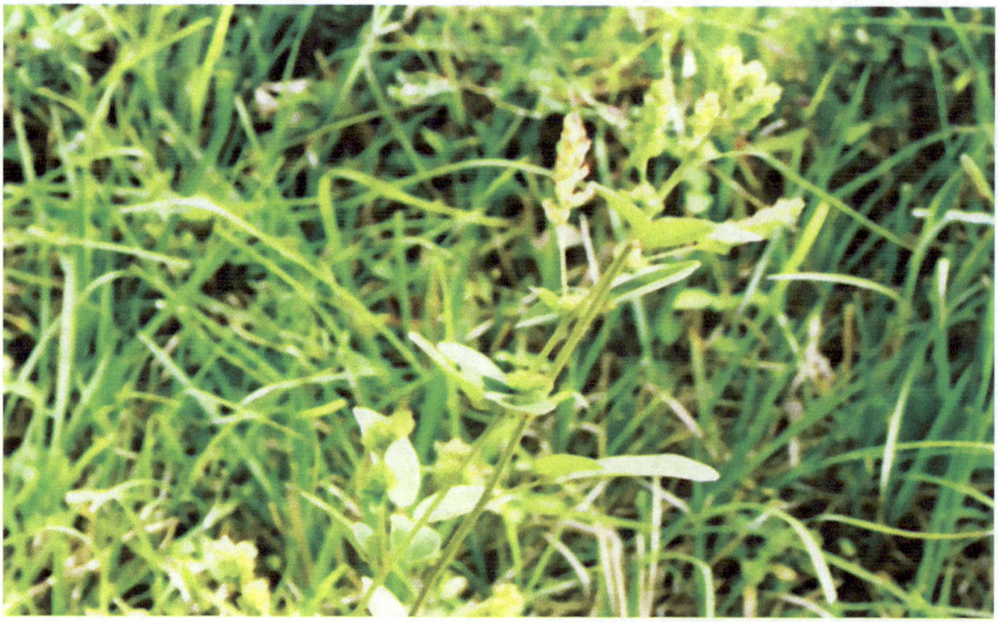

千年不烂心（苦茄、白毛藤）

来源及药用部位	茄科植物千年不烂心 *Solanum dulcamara* L. 的果实或藤茎。
形态特征	草质藤本。叶片心形，先端渐尖，基部心形或戟形，全缘，少数基部 1 ~ 2 深裂；侧裂片短而端钝；中裂片长，卵形至卵状披针形，先端渐尖。聚伞花序顶生或腋生；总花梗被长柔毛及短柔毛；萼杯状，萼齿 5 枚；花冠蓝紫色；雄蕊着生于花冠筒喉部，花药长圆形；子房卵形，花柱丝状，柱头头状。浆果成熟时红色。种子两侧压扁。花期夏秋间，果期秋末。
性味功效	甘、苦，微寒。清热解毒，祛风利湿。
常用配方	①治痈肿疮疡、丹毒：千年不烂心、野菊花、鲜蒲公英各等份，捣烂取汁服，并用药渣敷患处。②治带下病：千年不烂心 15 g，黄柏、苦参、车前草各 10 g，水煎服。③治风疹、湿疹、皮肤瘙痒：鲜千年不烂心适量，水煎取液，洗患处。④治风湿痹痛：千年不烂心、五加皮、忍冬藤各 30 g，泡酒服。

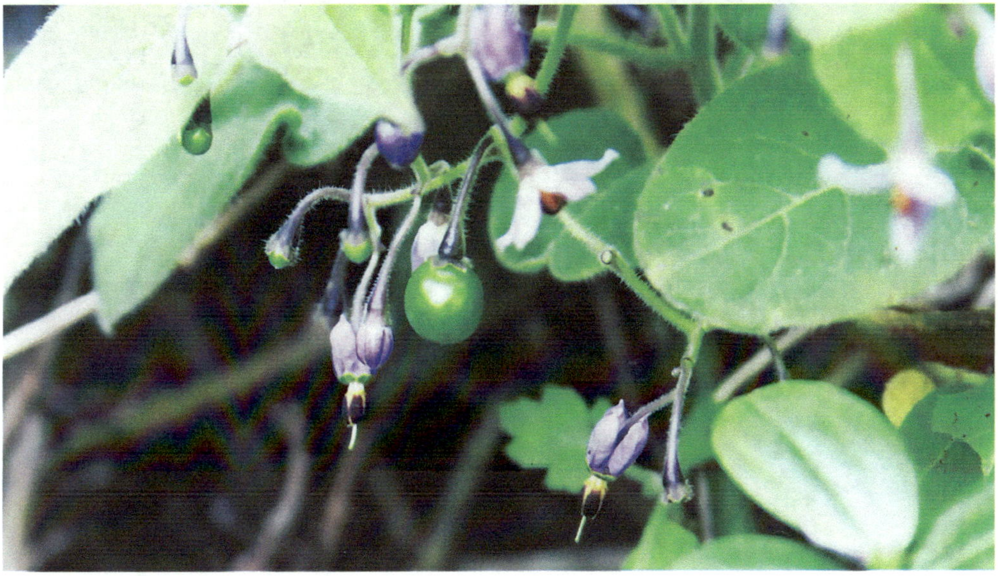

千年健

来源及药用部位	天南星科植物千年健 *Homalomena occulta* (Lour.) Schott 的根茎。
形态特征	多年生草本。鳞叶线状披针形，向上渐狭。叶互生；具长柄；叶片近纸质，两面光滑无毛。花序 1 ~ 3 个，生于鳞叶叶腋，短于叶柄；佛焰苞长圆形或椭圆形，开花前卷成纺锤形。花单性同株，雄花生在花序上部，雌花在下部。雄花密集，通常由 3 枚雄蕊组成一束，分离，雄蕊呈片状长圆形，花丝纵裂；雌花具退化雄蕊，呈棒状，子房 3 室，胚珠多数，柱头具不明显的 3 裂。种子长圆形，褐色。花期 5—6 月，果期 8—10 月。
性味功效	苦、辛，温；有小毒。祛风湿，舒筋活络，止痛消肿。
常用配方	①治风寒痹病：千年健、地枫皮各 30 g，老鹳草 50 g，共研细粉，每次 3 g，温水送服。②治胃脘寒痛：千年健、鸡屎藤各等量，研末，每次 3 g，姜水送服。

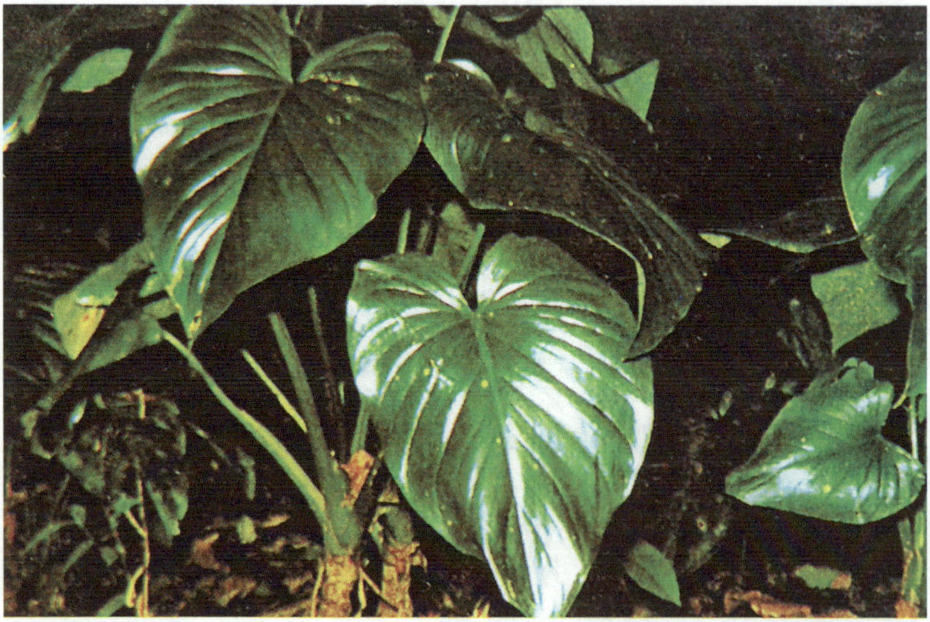

千年矮（小黄杨）

来源及药用部位	黄杨科植物黄杨 *Buxus sinica* (Rehd. et Wils.) M. Cheng 的根或茎枝。
形态特征	常绿灌木。小枝四棱形。叶对生；叶片革质，圆形或倒卵形至椭圆状披针形，先端圆或凹缺，基部楔形；下面中脉基部和叶柄微有细毛。花单性，雌雄同株，穗状花序腋生；雄花数朵，雌花 1 朵；无花瓣，萼片 4 枚，淡黄绿色。蒴果椭圆球形，成熟时黑色。花期 4 月，果期 7 月。
性味功效	苦，平。祛风除湿，理气止痛。
常用配方	①治风湿痹痛：千年矮、三角风各 30 g，泡酒服。②治跌打损伤：千年矮 30 g，水龙骨、嫩竹叶、厚朴各 12 g，水煎服。③治目赤肿痛：千年矮 30 g，水煎服。

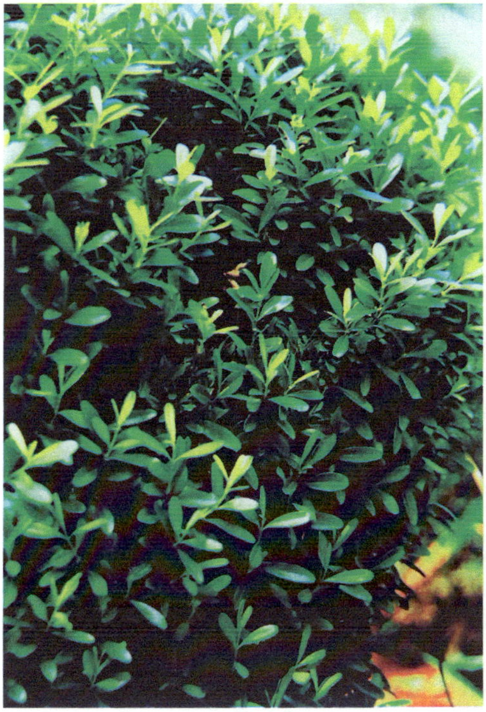

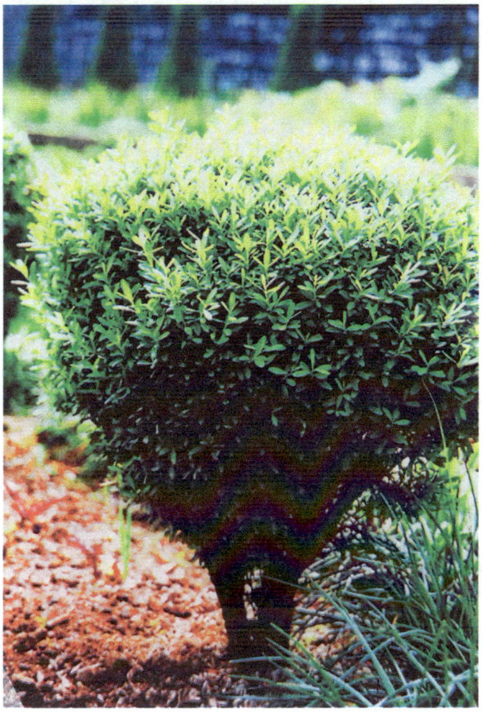

千里光（九里光）

来源及药用部位	菊科植物千里光 *Senecio scandens* Buch. -Ham. ex D. Don 的地上部分。
形态特征	多年生草本。茎木质，细长，曲折成攀缘状。叶互生；叶片椭圆状三角形或卵状披针形，先端渐尖，基部戟形至截形，边缘有不规则缺刻、呈微波状或近于全缘。头状花序顶生，排列成伞房花序状；舌状花黄色；中央管状花黄色，两性。瘦果圆筒形。
性味功效	苦、辛，凉。清热解毒，除湿杀虫。
常用配方	①治感冒发热：千里光、蒲公英、金银花各 10 g，水煎服。②治湿热泄泻：千里光 10 g，委陵菜 15 g，水煎服。③治肠痈腹痛：千里光、白花蛇舌草、败酱草各 20 g，水煎服。④治眼目红肿、疼痛：千里光、野菊花各 10 g，水煎服，并取煎液洗患处。⑤治湿疹瘙痒：千里光适量，水煎取液，洗患处。

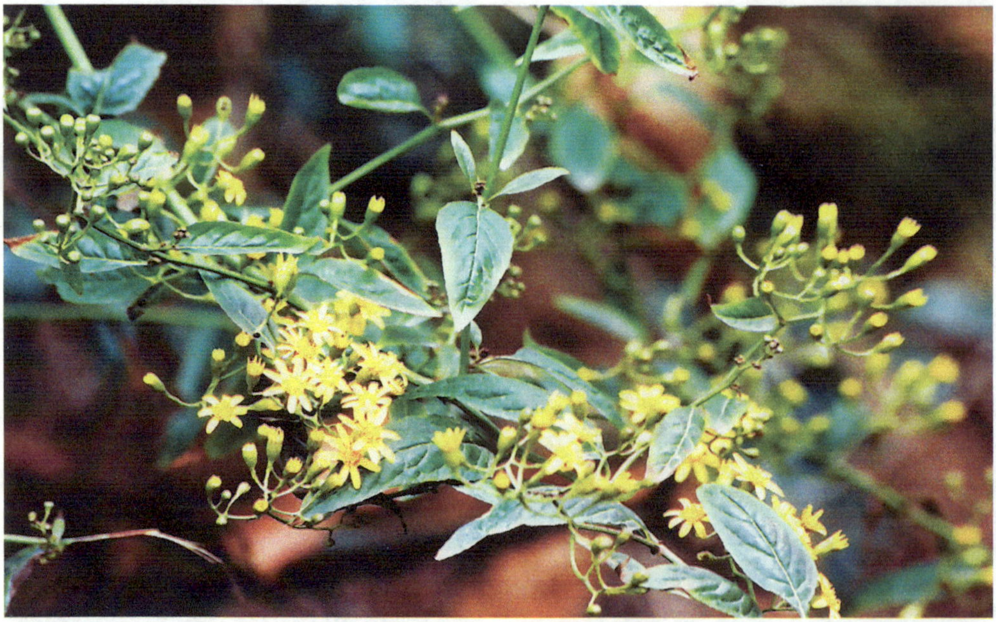

千金子（看园佬）

来源及药用部位	大戟科植物续随子 *Euphorbia lathyris* L. 的成熟种子。
形态特征	二年生草本，高 50 ~ 100 cm 或更高。茎直立，有乳汁，表面微被白粉。单叶互生；叶片线状披针形或广披针形，基部略呈心形而抱茎，全缘；上部分枝处的叶对生或轮生。花枝 4 条，顶生呈伞状，每枝再叉状分歧；苞片对生，卵状披针形；花单性，无花被，同生于杯状总苞内。蒴果球形，有 3 条棱。
性味功效	苦，寒；有毒。利水退肿，破血散瘀。
常用配方	①治腹水肿胀：千金子 5 g，大泡通 10 g，水煎服。②治血瘀闭经：千金子 3 g，丹参、制香附各 9 g，水煎服。③治咳嗽：千金子适量，研末，每次吞服 2 g。④治牛皮癣：鲜千金子适量，折断后取乳汁搽患处。⑤治扭伤或挫伤疼痛：千金子适量，压碎后，放于患处揉搓。

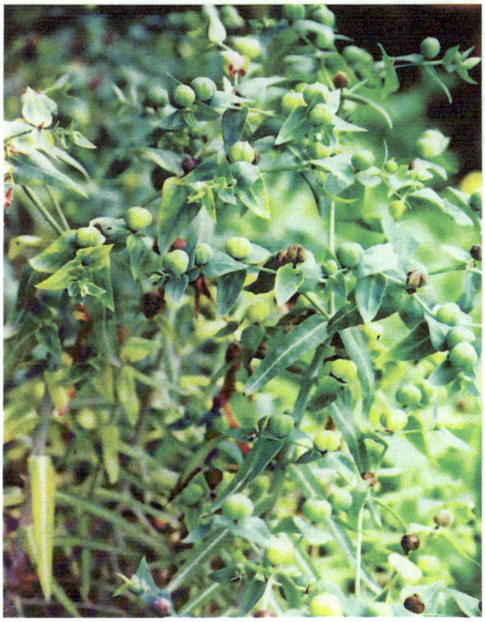

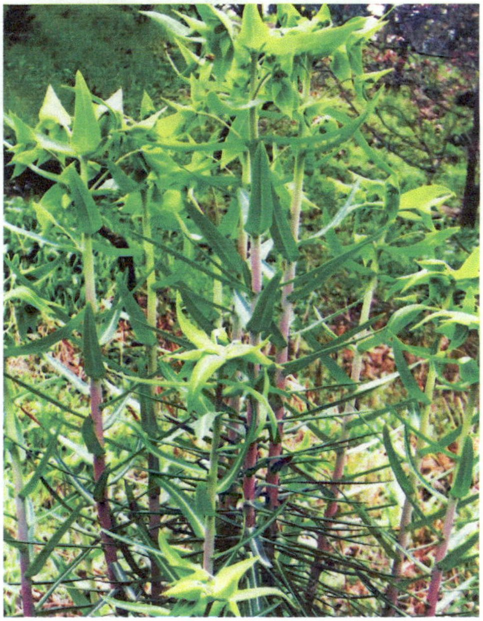

千金藤

来源及药用部位	防己科植物千金藤 *Stephania japonica* (Thunb.) Miers. 的根、枝叶。
形态特征	木质藤本，长 4～5 m，全株无毛。块茎粗壮。小枝有细纵条纹。叶互生；叶片草质或近纸质，宽卵形或卵形，先端钝，基部圆形、截形或微心形，全缘，下面通常粉白色。花单性，雌雄异株；花序伞形或聚伞状，腋生；花小，淡绿色，有梗；雄花萼 6～8 枚，花瓣 3～5 枚；雌花萼片与花瓣均为 3～5 枚。核果近球形。
性味功效	辛、苦，寒。活血祛瘀，解毒止痛。
常用配方	①治胃脘疼痛：千金藤、地苦胆各等份，研末，每次吞服 3～5 g。②治湿热泻痢：千金藤、刺梨根、委陵菜各 20 g，水煎服。③治牙痛：千金藤适量，切片，含于痛牙处。

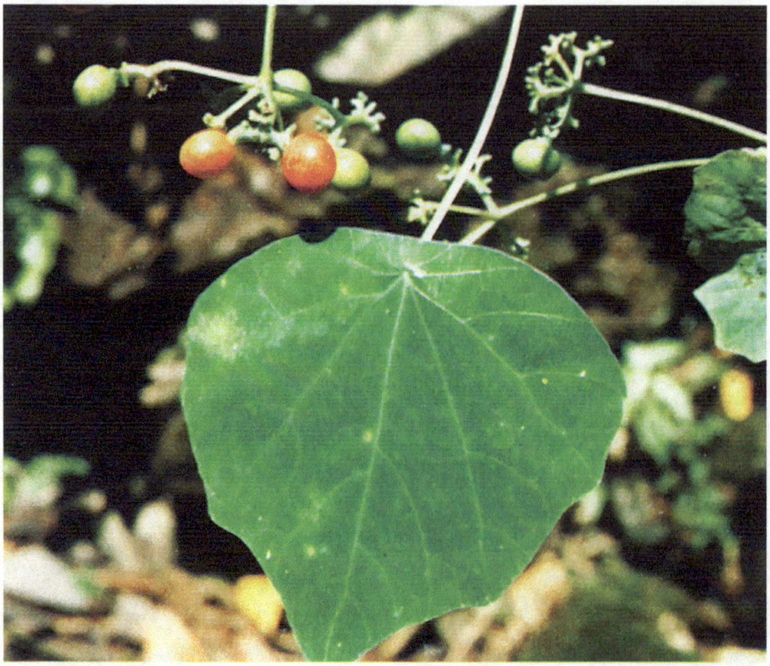

千屈菜（对叶莲）

来源及药用部位	千屈菜科植物千屈菜 *Lythrum salicaria* L. 的全草。
形态特征	多年生草本，高 30~100 cm，全株有柔毛。茎直立，多分枝，具 4 条棱。叶对生或三叶轮生；叶片披针形或阔披针形，先端钝或圆尖，基部心形或圆形，略抱茎，全缘。伞形花序生于叶腋，花枝呈大型穗状花序；苞片阔披针形；萼筒有纵棱，裂片 6 枚，三角形；花瓣 6 枚，红紫色或淡紫色；雄蕊 12 枚，6 长 6 短；子房无柄，2 室。蒴果扁圆形。种子多数，细小。花期 7—8 月。
性味功效	苦，寒。清热解毒，收敛止血。
常用配方	①治痢疾：千屈菜 15 g，陈茶叶 12 g，水煎服。②治湿热泄泻：千屈菜、马齿苋各 15 g，水煎服。③治高热：千屈菜、马鞭草各 15 g，水煎服。④治外伤出血：鲜千屈菜适量，捣烂绞汁，涂患处。

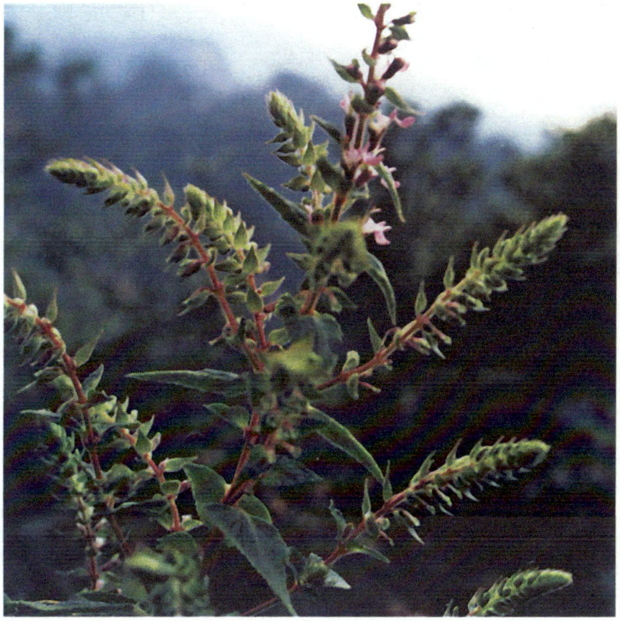

川山橙果

来源及药用部位	夹竹桃科植物川山橙 *Melodinus hemsleyanus* Diels 的果实。
形态特征	粗壮木质藤本，长约 6 m，全株具乳汁。茎皮黄绿色；小枝、幼叶、叶柄和花絮密被短绒毛。叶对生；叶片近革质，椭圆形、长圆形或椭圆状披针形，先端渐尖，基部楔形或钝，叶背面中脉明显、密生短柔毛。聚伞花序顶生，花蕾长圆形；花白色，芳香；花萼裂片 5 枚；花冠裂片 5 枚；雄蕊 5 枚，着生于花冠筒下部膨大处；子房 2 室，花柱短。浆果椭圆形，具尖头，熟时橙黄色。种子多数。花期 5—8 月，果期 7—10 月。
性味功效	甘、苦，平。通经下乳，止血，解毒。
常用配方	①治月经不调：川山橙果、鸡屎藤、月季花、臭牡丹各 12 g，木香、香附各 9 g，水煎服。②治乳汁不下：川山橙果、金钱豹、地瓜藤各 15 g，通草 6 g，水煎服。③治痔疮出血：川山橙果、无花果、三颗针各 15 g，水苋菜、血皮菜各 12 g，水煎服。④治痈肿疮毒：川山橙果、刺老虎根、小母猪藤、水慈姑各适量，捣烂，敷患处。

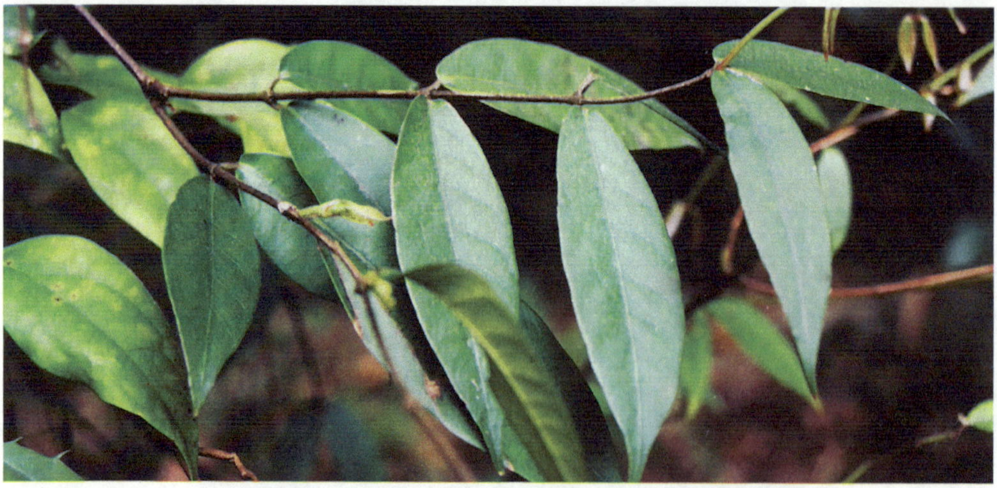

川木香

来源及药用部位	菊科植物川木香 *Vladimiria souliei* (Franch.) Ling 的根。
形态特征	多年生草本。根粗壮而直。茎极短。叶根生；具长叶柄；叶片卵形或长椭圆状披针形，5～7 对羽状分裂；裂片为卵状披针形，具细齿，两面均具有小粗伏毛。头状花序 6～8 个，集生于枝顶；苞片 4 层，披针形；花管状，紫色。瘦果四棱形。花期夏秋季。
性味功效	辛、苦，温。行气止痛，健脾消食。
常用配方	①治脾胃气滞、脘腹胀痛：川木香、陈皮、砂仁各 5 g，研末，热水冲服。②治肠鸣泻痢、里急后重：川木香、黄连各等份，制成水丸、胶囊或片剂，水丸 5g / 次，胶囊、片剂 4 粒 / 次，每日 3 次。③治腹痛、胁痛、黄疸：川木香、郁金、大黄、茵陈各 6～9 g，水煎服。

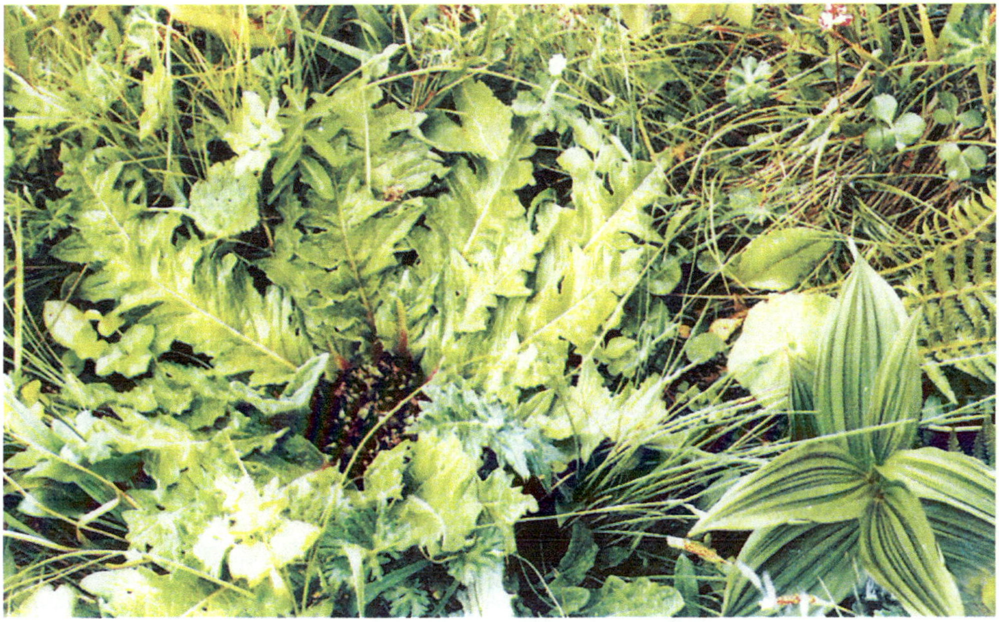

川木通（小木通）

来源及药用部位	毛茛科植物小木通 *Clematis armandi* Franch. 的藤茎。
形态特征	木质藤本，长达 6 m。茎圆柱形，有纵条纹。叶对生，三出复叶；小叶片革质，卵状披针形、卵形或披针形，先端渐尖，基部圆形或浅心形，全缘，两面无毛。聚伞花序圆锥形，顶生或腋生，下部苞片近长圆形、常 3 浅裂，上部苞片较小、披针形；花两性，萼片 4～7 枚；花瓣无；雄蕊多数；心皮多数。瘦果扁椭圆形。花期 3—4 月，果期 4—7 月。
性味功效	淡、苦，寒。清热利尿，通经下乳。
常用配方	①治湿热淋证见小便淋沥不畅或尿血：川木通、生地黄、牛膝、黄柏各 10 g，水煎服。②治心烦不眠、口舌糜烂：川木通、竹叶、生甘草、地黄各 12 g，水煎服。③治关节疼痛、屈伸不利：川木通、桑枝、防己、络石藤各 9 g，水煎服。④治妇女产后乳汁不通：川木通、奶浆藤、无花果各 12 g，炖猪蹄服。

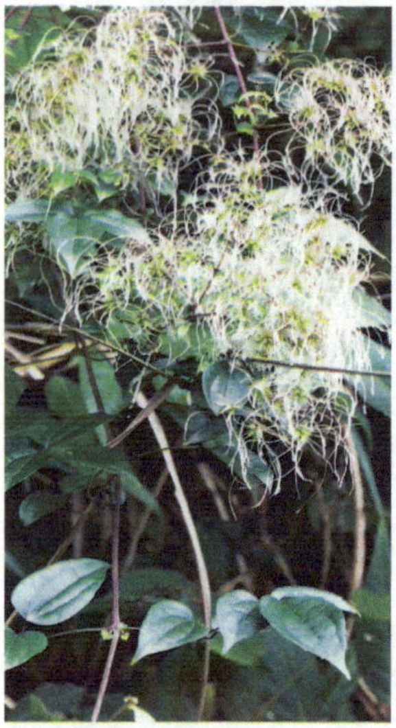

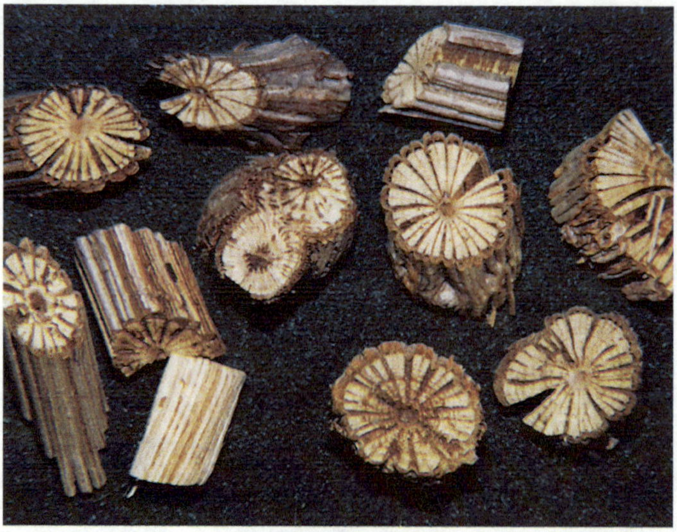

川贝母（川贝）

来源及药用部位	百合科植物川贝母 *Fritillaria cirrhosa* D. Don 及其同属近缘植物的鳞茎。
形态特征	川贝母：多年生草本。鳞茎卵圆形。叶通常对生，少数在中部兼有互生或轮生；叶片先端不卷曲或稍卷曲。花单生茎顶，紫红色，有浅绿色的小方格斑纹；有些花的色泽可以从紫色逐渐过渡到淡黄绿色，具紫色斑纹；叶状苞片 3 枚，先端稍卷曲；花被片 6 枚，外轮 3 枚，内轮 3 枚；蜜腺窝在背面明显凸出。蒴果棱上具宽 1~1.5 mm 的窄翅。花期 5—7 月，果期 8—10 月。
性味功效	甘、苦，微寒。止咳化痰，润肺散结。
常用配方	①治乳痈：川贝母 10 g，金银花 60 g，共研细末，每次 9 g，酒调，食后服。②治肺虚劳嗽、阴虚久咳有痰：川贝母、百部各等份（研极细末），沙参、麦冬各 12 g，沙参、麦冬水煎后冲服川贝母细末、百部细末各 2 g。③治妊娠小便难、饮食如故：当归、川贝母、苦参各 120 g，共研末，炼蜜丸如小豆大，每日服 3 丸，并逐渐加至 10 丸。④治产后乳汁不下：牡蛎、知母、川贝母各等份，共研细末，用猪蹄汤调服。

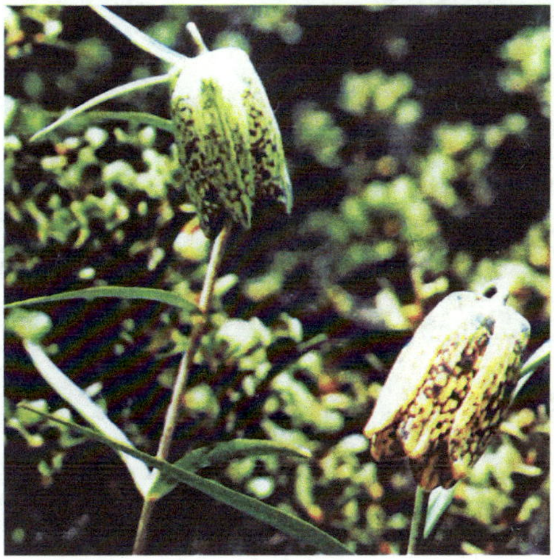

川牛膝

来源及药用部位	苋科植物川牛膝 *Cyathula officinalis* K. C. Kuan 的根。
形态特征	多年生草本，高 40 ~ 100 cm。主根圆柱状，外皮棕色。茎下部近圆柱形，中部近四棱形，节处略膨大。叶对生；叶片椭圆形至狭卵形，先端渐尖，基部楔形或宽楔形，全缘，上面密生倒伏糙毛，下面密生长柔毛。花绿白色，头状花序数个于枝端排成穗状；苞片卵形，干膜质。胞果长椭圆状倒卵形。种子卵形。花期 6—7 月，果期 8—9 月。
性味功效	苦、甘、酸，平。活血祛瘀，引火（血）下行，利水通淋。
常用配方	①治月经不调、闭经、痛经：川牛膝 12 g，桃仁、红花、当归各 9 g，水煎服。②治肝阳上亢引起的头痛、眩晕：川牛膝 12 g，代赭石、生龙骨、生牡蛎、生龟板各 15 g，水煎服。③治腰膝关节红肿疼痛：川牛膝 12 g，黄柏 10 g，苡仁 20 g，水煎服。

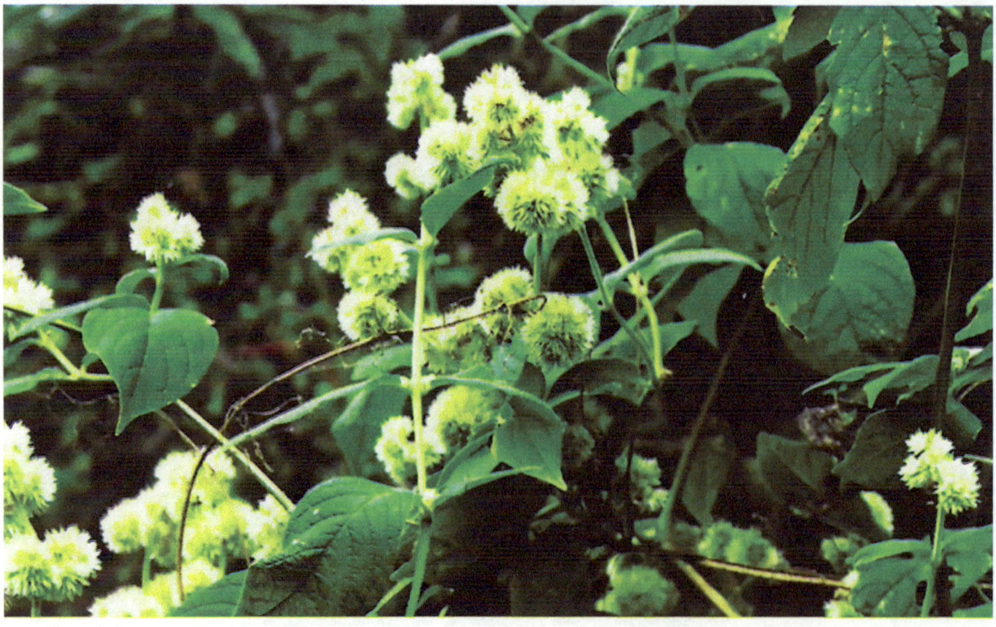

川　乌

来源及药用部位	毛茛科植物乌头 *Aconitum carmichaeli* Debx. 的块根。
形态特征	多年生草本。茎直立，下部光滑无毛，上部散生少数贴伏柔毛。叶互生；具叶柄；叶片卵圆形，掌状 3 深裂；两侧裂片再 2 裂，边缘具粗齿或缺刻。总状花序顶生，花序轴与小花梗上密生柔毛；花蓝紫色，萼片 5 枚，上萼片高盔状；花瓣 2 枚，有长爪；雄蕊多数；心皮 3 ~ 5 枚。蓇葖果 3 ~ 5 枚。花期 6—7 月，果期 7—8 月。
性味功效	辛，热；有大毒。祛风除湿，温经，散寒止痛。
常用配方	①治跌打损伤、无名肿毒：川乌适量，捣碎，敷患处。②治痈疖肿痛：川乌（炒）、黄柏（炒）各 30 g，共研末，唾液调涂患处。

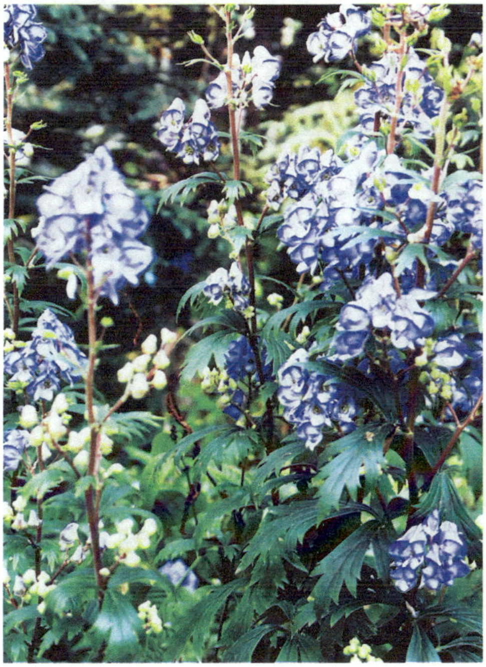

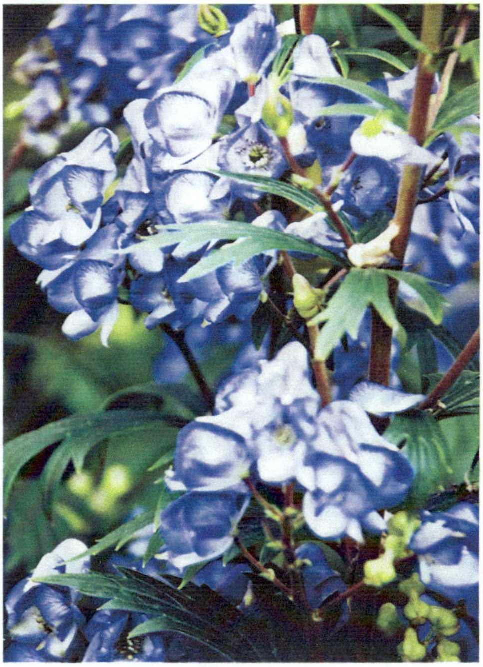

川　芎

来源及药用部位	伞形科植物川芎 *Ligusticum chuanxiong* Hort. 的根茎。
形态特征	多年生草本。地下茎呈不整齐的结节状拳形团块。茎直立，圆柱形，中空。二至三回单数羽状复叶，互生；小叶 3～5 对；叶片边缘羽状全裂或深裂；裂片先端渐尖，两面无毛；叶柄基部成鞘抱茎。复伞形花序生于分枝顶端；花小，白色；萼片 5 枚；花瓣 5 枚，椭圆形，先端全缘；雄蕊 5 枚、与花瓣互生，花药椭圆形；子房下位，2 室。双悬果卵形。
性味功效	辛，温。行气开郁，祛风燥湿，活血止痛。
常用配方	①治偏头痛：川芎、甘菊、石膏各 9 g，共研末，每次服 3 g，清茶调下，每日 3 次。②治月经不调、痛经：川芎、当归 12 g，益母草 15 g，地黄 9 g，芍药 9 g，水煎服。③治头晕欲倒、偏头痛：川芎 60 g，天麻 15 g，共研末，炼蜜为丸，每丸 5 g，饭后服 1 丸。④治头痛久不愈：川芎 9 g，板蓝根 15 g，天麻 9 g，蔓荆子 13 g，木贼 9 g，黑大豆 30 g（炒半熟），共研细末，每次 9 g，热水冲服。

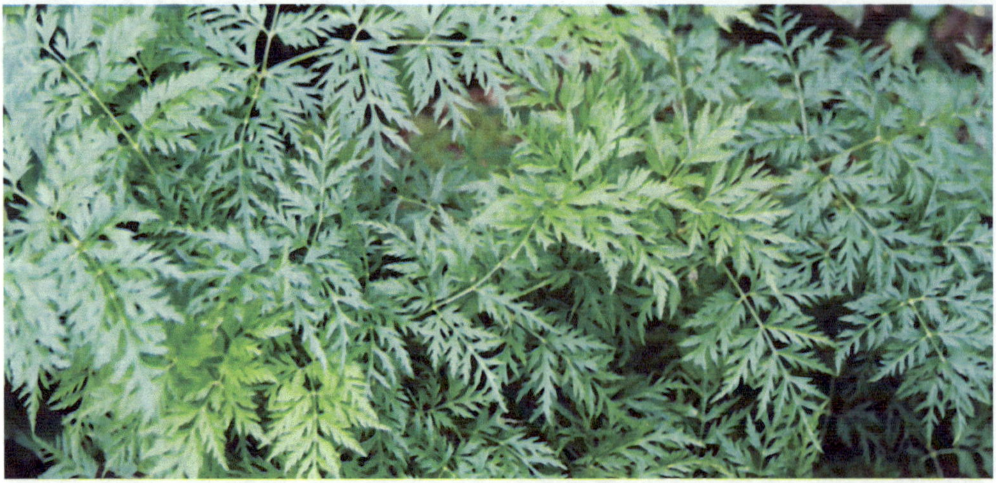

川谷根

来源及药用部位	禾本科植物川谷 *Coix lacryma-jobi* var. *ma-yuen* (Rom. Caill) Stapf 的根和根茎。
形态特征	多年生草本，高 1 ~ 1.5 m。须根较粗，黄白色。秆粗壮，直立丛生，多分枝，基部节上生根。单叶互生；叶片条形至披针形，先端渐尖，基部宽心形，边缘粗糙。总状花序 1 个至数个，由上部叶鞘内抽出；雄小穗覆瓦状排列于穗轴每节上；雌小蕊包藏于骨质总苞内；总苞卵形或近球形，成熟时光亮而坚硬，近白色、灰色或蓝色。
性味功效	甘、淡，微寒。清热利湿，通淋止血，消积杀虫。
常用配方	①治血淋：川谷根 6 g，蒲公英、猪鬃草、杨柳根各 3 g，水煎服。②治乳糜尿：川谷根、白英各 30 g，车前子 9 g，水煎服。③治水肿、小便不利：川谷根 60 ~ 120 g，红牛膝 6 g，水煎服。④治湿热皮肤瘙痒：鲜川谷根 30 ~ 60 g（干品 30 g），水煎服。

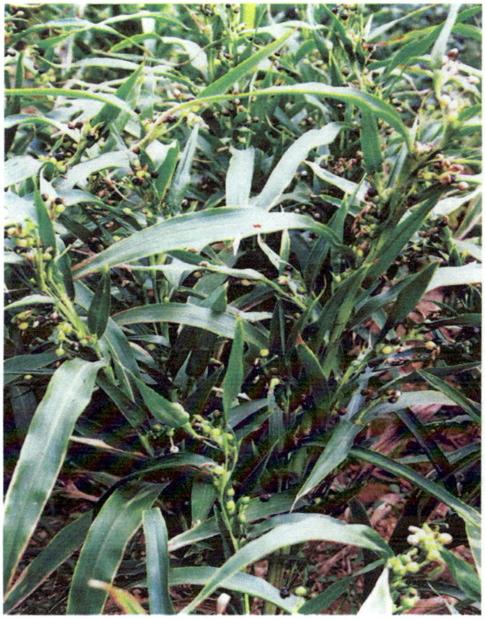

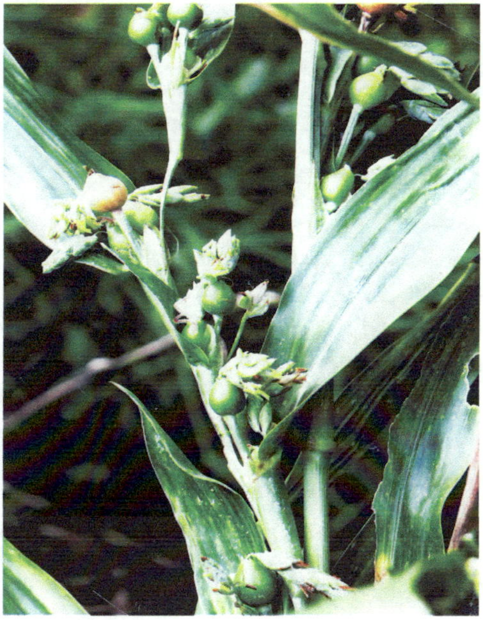

川 莓

来源及药用部位	蔷薇科植物川莓 *Rubus setchuenensis* Bur. et Franch. 的根。
形态特征	落叶灌木，高 2～5 m。茎圆柱形，密被灰褐色绒毛，有时混生刚毛。单叶，近圆形或宽卵形，先端急尖或圆钝，基部心形，边缘有不整齐锯齿，常有不明显的 5～7 裂，上面粗糙，下面灰绿色，有短绒毛；托叶较宽，基部不对称，有早落现象。圆锥花序顶生或成腋生花丛；总花梗和花梗密生绒毛；花紫色；萼裂片三角状卵形，内外两面有绒毛；花瓣倒卵圆形；雄蕊多数。聚合果近球形，黑色。花期 6—7 月，果期 8—9 月。
性味功效	酸、咸，平。祛风除湿，清热凉血，活血止血，敛疮。
常用配方	①治吐血、咯血：川莓 10 g，一口血 8 g，水煎服。②治月经不调：川莓、团经药、大玉竹各 15 g，水煎服。③治痢疾：川莓 20 g，水煎服。

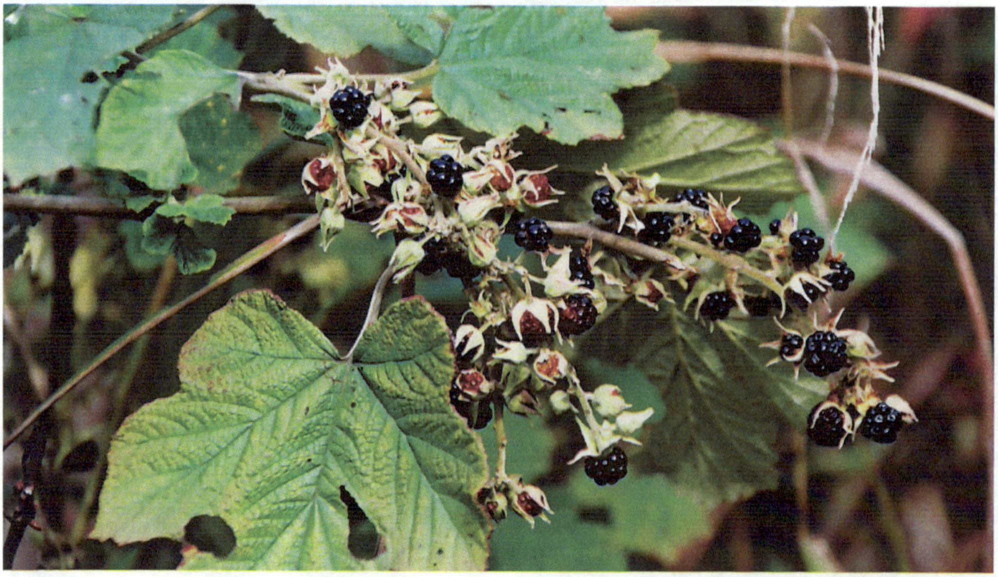

川续断（续断）

来源及药用部位	川续断科植物川续断 *Dipsacus asperoides* C. Y. Cheng et T. M. Ai 的根。
形态特征	多年生草本，高 20～60 cm。根 1 条至数条，圆柱形，黄褐色，稍肉质。基生叶稀疏丛生。茎生叶羽状深裂；中央裂片特长，披针形，先端渐尖；两侧裂片 2～4 对，披针形或长圆形。花序头状球形；花萼四棱皿状；花冠淡黄白色；雄蕊 4 枚；子房下位。瘦果长倒圆柱形。
性味功效	苦、辛，微温。散瘀止痛，续筋，解毒。
常用配方	①治月经不调：川续断、血当归各 15 g，水煎服。②治骨折：川续断、爬岩姜、四块瓦、石吊兰各适量，捣烂，敷患处。③治腰痛：川续断 50 g，杜仲 20 g，水煎服。④治指疗：川续断、天泡果各适量，捣烂，敷患处。⑤治疮痈肿毒：川续断适量，捣烂，敷患处。

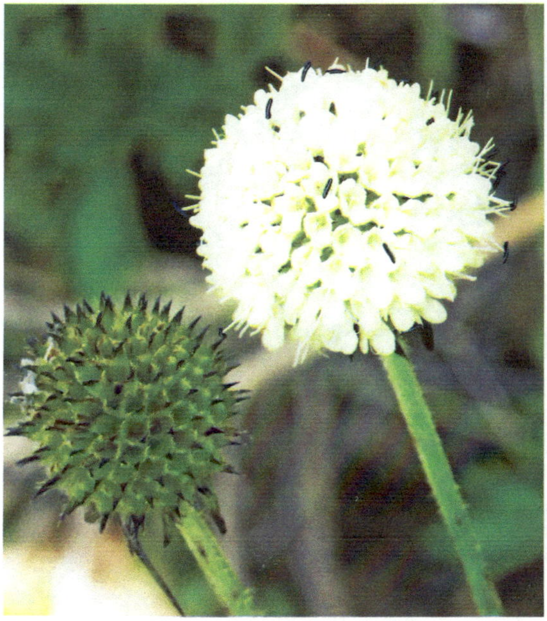

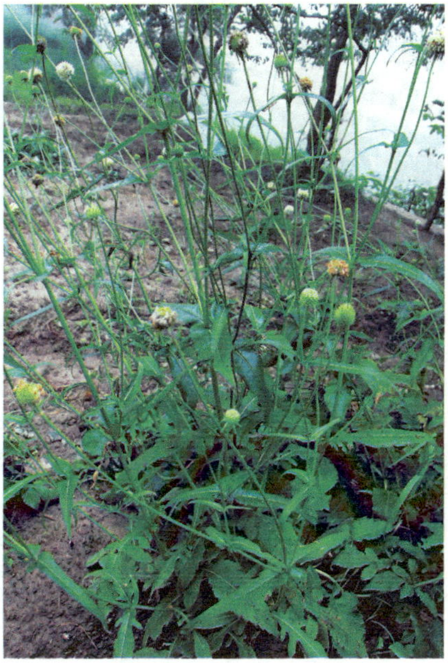

川楝子（金铃子）

来源及药用部位	楝科植物川楝 *Melia toosendan* Sieb. et Zucc. 的果实。
形态特征	乔木，高达 10 m。树皮灰褐色，幼嫩小枝密被星状鳞片。二至三回单数羽状复叶，互生；羽片 4～5 对；小叶卵形或狭卵形，先端渐尖或长渐尖，基部圆形，全缘或有疏锯齿。圆锥花序腋生；花瓣 5～6 枚，淡紫色；萼片 5～6 枚，灰绿色；雄蕊 2 倍于花瓣数，花丝合成筒状。核果大，椭圆形或近球形，黄色或栗棕色，内果皮坚硬木质。种子长椭圆形，黑色。花期 3—4 月，果期 9—11 月。
性味功效	苦，寒；有小毒。疏肝行气止痛，驱虫。
常用配方	①治肝郁胁肋作痛：川楝子、柴胡、白芍、枳实各 9 g，水煎服。②治虫积腹痛：川楝子、槟榔、使君子各等份，水煎服。③治头癣瘙痒脱发：川楝子适量，焙黄研末，制成软膏后涂敷患处。

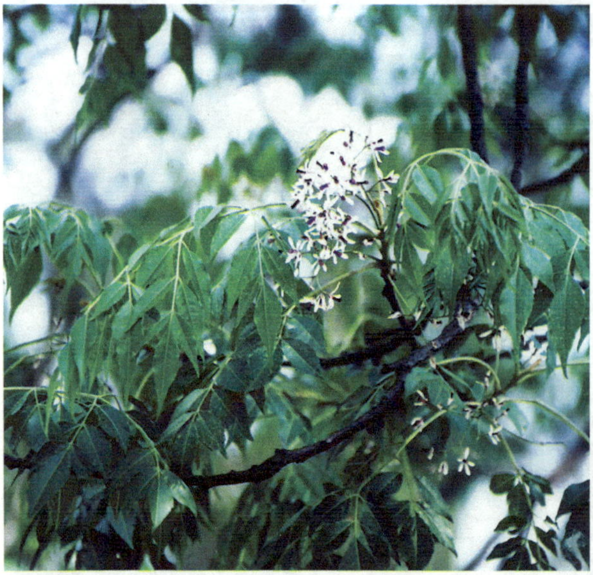

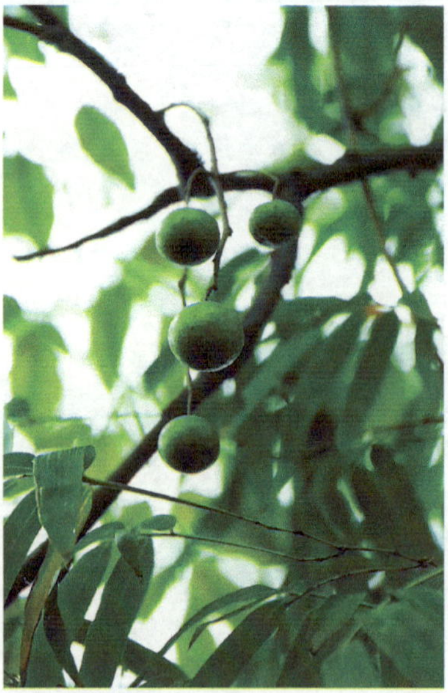

广东万年青

来源及药用部位	天南星科植物广东万年青 *Aglaonema modestum* Schott ex Engl. 的根茎或茎叶。
形态特征	多年生常绿草本，高 40 ~ 70 cm。地下茎横走。单叶互生；叶柄具鞘；叶片卵形或卵状披针形，先端渐尖，基部钝或阔楔形；侧脉 4 ~ 5 对，表面下凹，背面隆起，深绿色。花序腋生；佛焰苞白色带浅黄色；肉穗花序长为佛焰苞的 2/3；花单性同株，雄花序在上，雌花序在下；无花被；雄蕊 2 枚；雌蕊近球形，柱头盘状。浆果绿色至黄红色，长圆形。种子 1 粒。花期 5 月，果期 10—11 月。
性味功效	辛、微苦，寒；有毒。清热解毒，消肿拔毒，止痛。
常用配方	①治咽喉肿痛：鲜广东万年青 9 ~ 15 g，捣烂绞汁，加醋少许，含漱。②治痈肿：鲜广东万年青适量，红糖少许，捣烂，敷患处。③治小儿脱肛：广东万年青适量，水煎，洗患处。④治白喉肿痛：鲜广东万年青 6 ~ 15 g，捣烂，水煎服。

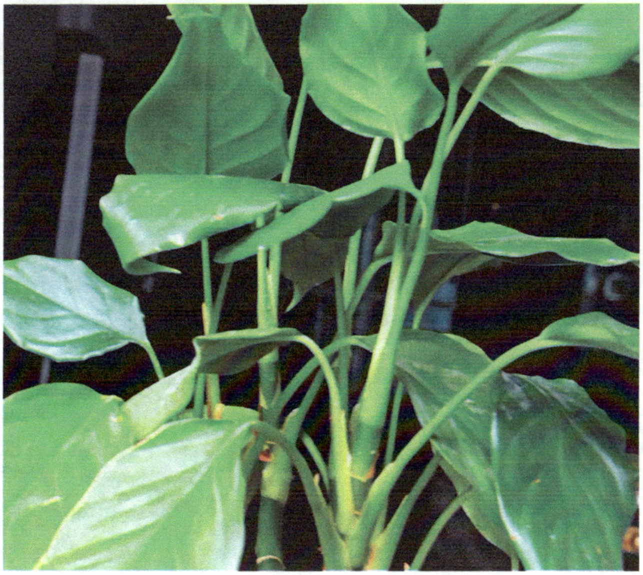

广枝仁（光叶海桐）

来源及药用部位	海桐科植物光叶海桐 *Pittosporum glabratum* Lindl. 的种子。
形态特征	常绿小乔木，高 1 ~ 3 m。上部枝条有时轮生，全体无毛。单叶互生；叶片长椭圆形，两面光滑，先端渐尖或短尖，基部楔形，全缘略呈波状，上面绿色，下面稍淡，半革质。伞房花序小枝顶生，花黄色；花萼 5 裂；花瓣 5 枚；雄蕊 5 枚；子房常 3 室。蒴果卵形或椭圆形，3 瓣裂。种子多数，深红色。花期 4 月，果期 9 月。
性味功效	甘、辛，温。安神定喘，补虚。
常用配方	①治失眠多梦：广枝仁、羊奶奶各 30 g，水煎服。②治遗精：广枝仁、夜门关各 30 g，水煎服。③治哮喘：广枝仁、山蚂蟥各 20 g，水煎服。④治风湿痹痛：广枝仁、大风藤、追风伞各 20 g，水煎服。⑤治痄腮肿痛：广枝仁、牛耳大黄各适量，捣烂，敷患处。

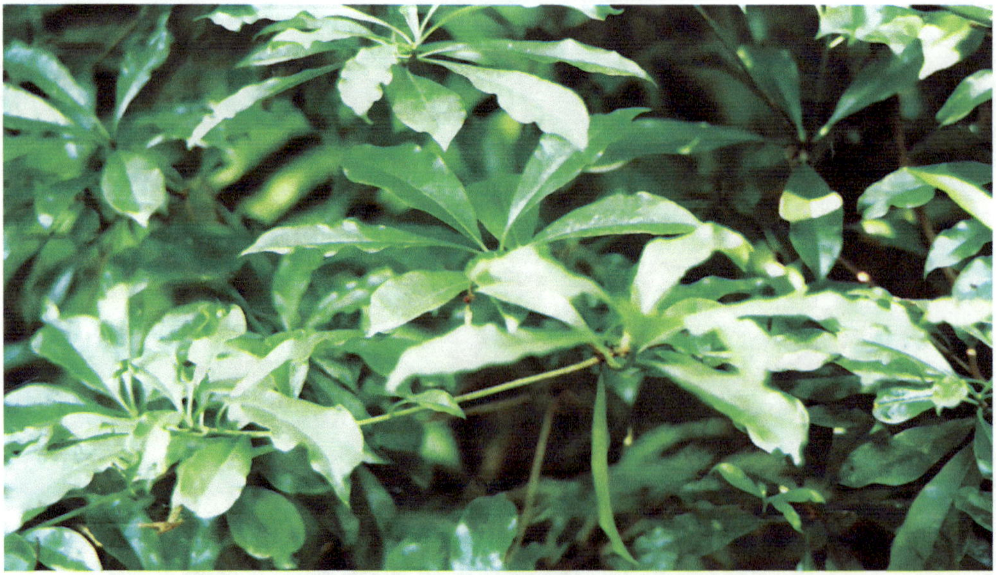

广香藤（瓜馥木）

来源及药用部位	番荔枝科植物瓜馥木 *Fissistigma oldhamii* (Hemsl.) Merr. 的根。
形态特征	攀缘灌木，长 8 m。小枝、叶柄、叶背和花均被黄褐色柔毛。叶互生；叶片革质，长圆形或倒卵状椭圆形，先端圆或微凹，基部阔楔形或圆形。花 1 ~ 3 朵集成密伞花序；萼片 3 枚，阔三角形；花瓣 6 枚，2 轮；雄蕊多数；心皮多数，被长绢毛。果球形，密被黄棕色柔毛。种子圆形。花期 4—9 月，果期 7 月至翌年 2 月。
性味功效	辛，平。祛风除湿，活血止痛。
常用配方	①治风湿痹痛：广香藤 15 ~ 30 g，五加皮、瑞香根皮各 9 g，虎刺 30 g，檫木 15 g，水煎服。②治产后关节痛：广香藤、野鸦椿、钩藤根各 15 g，炖鸡服。③治胃痛：广香藤 15 g，紫薇、大蓟各 30 g，水煎浓汁，冲鸡蛋服。④治跌打扭伤：鲜广香藤 30 g，鲜龙须藤 60 g，鲜柘藤根 30 g，水煎服，白糖为引。

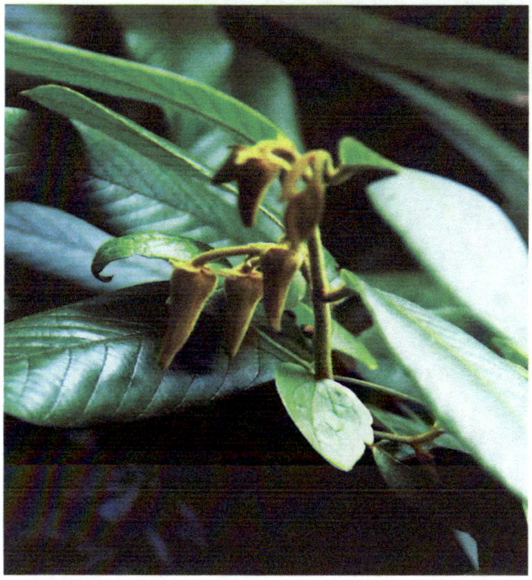

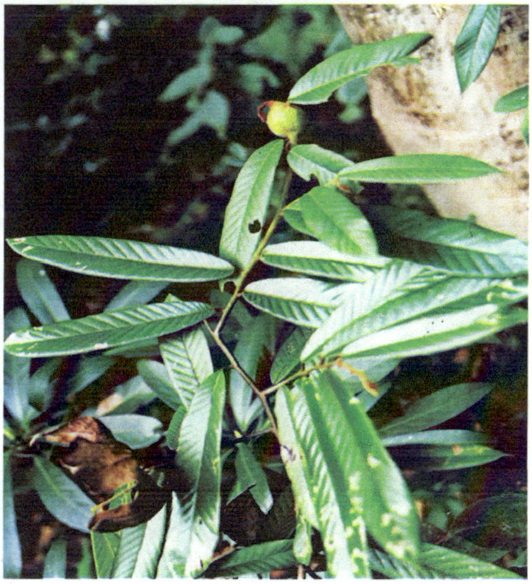

广藿香（藿香）

来源及药用部位	唇形科植物广藿香 *Pogostemon cablin* (Blanco) Benth. 的地上部分。
形态特征	多年生草本，高 30 ~ 100 cm，全株揉之有香气。茎直立，粗壮，四棱形，密被灰黄色长柔毛，上部多分枝。叶对生；叶片阔卵形、卵形或卵状椭圆形，先端钝尖，基部阔楔形或近心形，边缘有不整齐粗锯齿，两面密被灰白色短柔毛。轮伞花序密集成穗状，顶生或腋生；萼 5 裂；花冠唇形，淡紫红色；雄蕊 4 枚；子房上位，柱头 2 裂。小坚果椭圆形，平滑。花期 1—2 月。
性味功效	辛，微温。芳香化浊，开胃止呕，发表解暑。
常用配方	①治湿阻脾胃、脘腹胀满：广藿香、佩兰各 12 g，水煎服；或广藿香、苍术、厚朴、陈皮各 6 g，水煎服。②治胃寒呕吐清水：广藿香、半夏各 12 g，生姜水煎服。③治暑湿热证、身热困倦：广藿香、滑石、黄芩、茵陈各 6 g，水煎服。

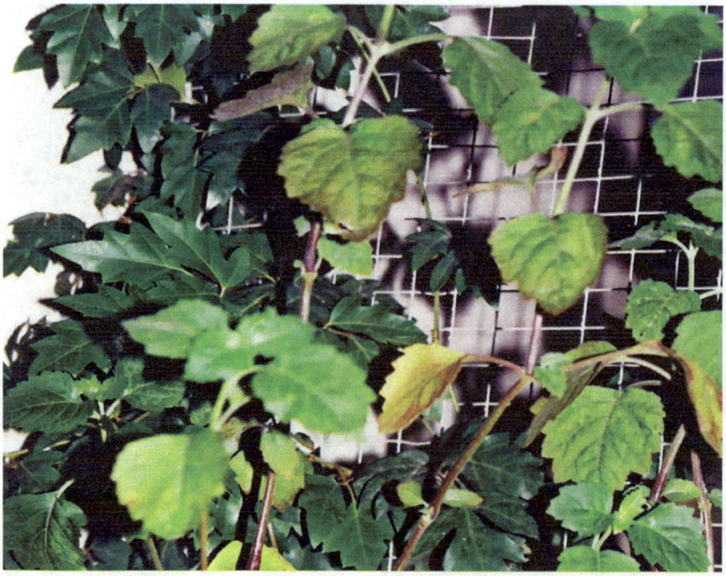

女儿红根（青龙草、女儿茶）

来源及药用部位	鼠李科植物云南勾儿茶 *Berchemia yunnanensis* Franch. 的根。
形态特征	攀缘状灌木，高 3 ~ 5 m。小枝平展，淡黄绿色；老枝黄褐色，无毛，疏生黑点。叶互生；叶柄无毛；托叶披针形；叶片纸质，卵圆形或卵状椭圆形，先端锐尖，具小尖头，基部阔楔形或圆形，全缘，上面绿色，下面浅绿色。花两性，数朵簇生，排成聚伞总状花序或狭聚伞圆锥花序；萼片 5 枚；花瓣 5 枚，黄色；雄蕊 5 枚；子房无柄。核果长圆形，熟时红色，后变紫黑色。花期 6—8 月，果期翌年 4—5 月。
性味功效	苦、甘，凉。清热利湿，活血解毒。
常用配方	①治热淋涩痛：女儿红根 60 g，木通、石韦、车前子各 12 g，水煎服。②治赤白痢疾：女儿红根 60 g，铁苋菜、马齿苋各 30 g，茶叶 10 g，水煎服。③治黄疸：女儿红根 15 g，鲜满天星 12 g，黄栀子、龙胆草各 6 g，水煎服。④治发热：女儿红根 30 g，水煎服。

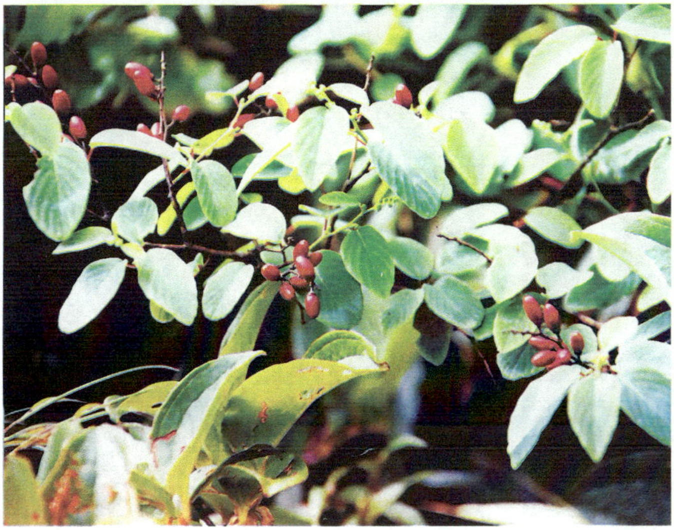

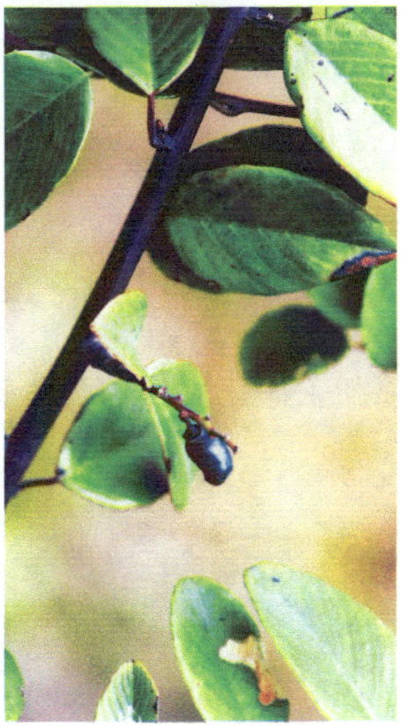

女贞子（女贞）

来源及药用部位	木犀科植物女贞 *Ligustrum lucidum* Ait. 的果实。
形态特征	常绿灌木或乔木，高达 2~5 m。树皮灰褐色；枝黄褐色、灰色或紫红色，圆柱形，疏生圆形或长圆形皮孔。单叶对生；叶柄具沟；叶片革质而脆，卵形、宽卵形、椭圆形或卵状披针形，先端锐尖至渐尖，基部圆形或宽楔形。圆锥花序顶生，花近无梗；花萼无毛；花冠裂片反折；雄蕊和花冠裂片略等长；柱头棒状。核果肾形或近肾形，深蓝黑色，被白粉。花期 5—7 月，果期 7 月至翌年 5 月。
性味功效	甘、苦，凉。滋补肝肾，明目。
常用配方	①治脱发：女贞子、何首乌、菟丝子、当归各 10 g，水煎服。②治体倦、多汗、失眠：女贞子、旱莲草、地骨皮各 15~30 g，水煎服。③治口疮：女贞子 9 g，金银花 12 g，水煎服。

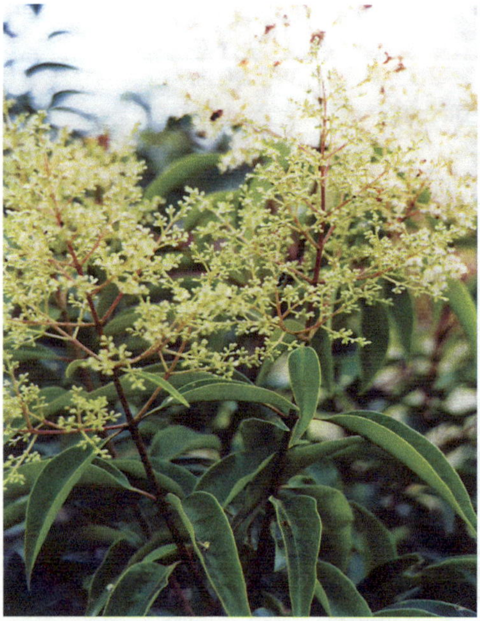

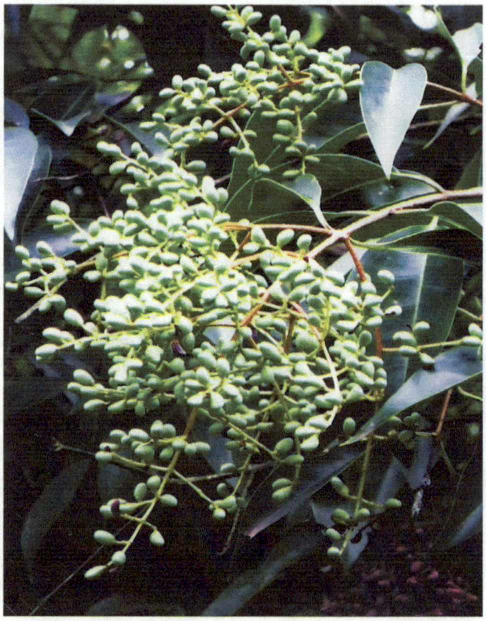

女贞叶（冬青叶）

来源及药用部位	木犀科植物女贞 *Ligustrum lucidum* Ait. 的叶。
形态特征	见“女贞子”。
性味功效	苦，凉。清热明目，解毒散瘀，消肿止咳。
常用配方	①治水火烫伤：女贞叶 15 g，虎杖 30 g，共研细末，用菜油或香油调敷患处。②治牙痛：女贞叶 15 g，玄参、麦冬各 9 g，水煎服。③治口疮舌肿：鲜女贞叶适量，捣烂取汁，含漱。

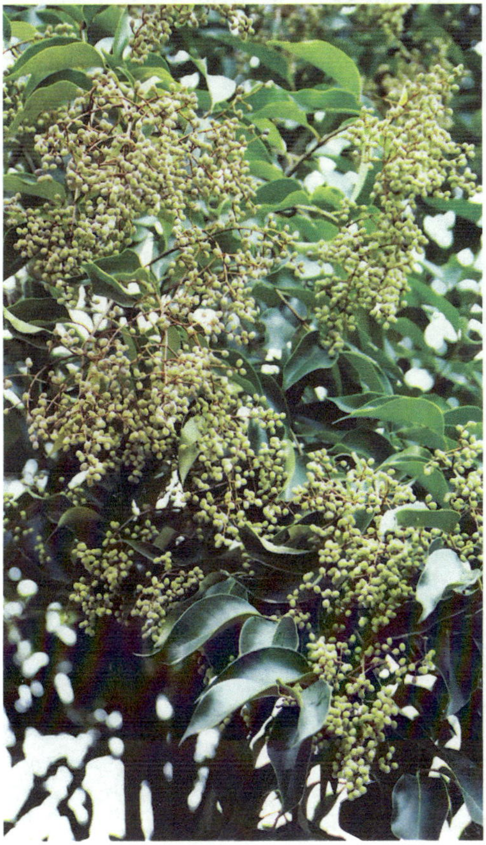

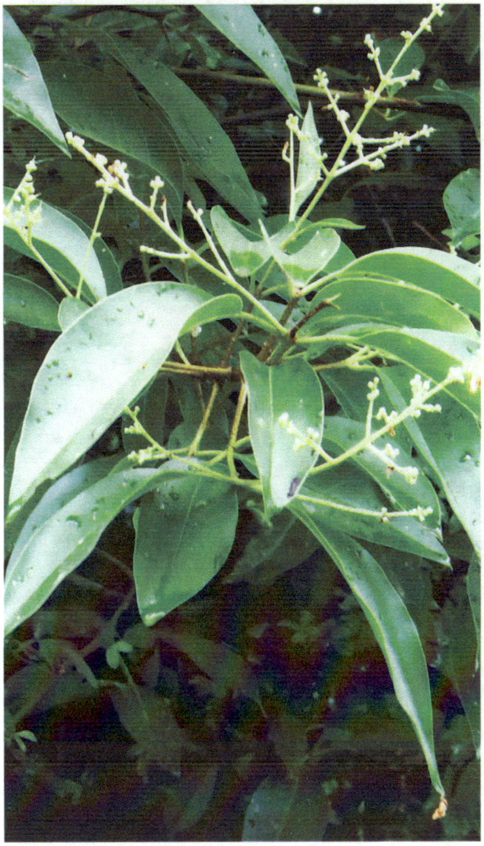

女萎（女萎木通）

来源及药用部位	毛茛科植物女萎 *Clematis apiifolia* DC. 的藤茎或叶。
形态特征	落叶攀缘藤本。茎近方形，紫色，被白色柔毛。三出复叶对生。小叶卵形，中间小叶较大；上部有时3裂，先端尖，基部圆形，边缘中部以上具2～3枚缺刻状钝齿；中部以下全缘，两面均被伏短柔毛；叶柄细长。聚伞花序圆锥形；花白色；萼片4枚；花瓣无；雄蕊多数；心皮多数。瘦果狭卵圆形。花期8月。
性味功效	辛，温；有小毒。祛风除湿，温中理气，利尿消食。
常用配方	①治筋骨疼痛：女萎15 g，千斤拔15 g，路边荆9 g，老钩藤6 g，水煎服。②治乳汁不下：女萎30 g，通草6 g，沙参9 g，与猪蹄同炖食。③治漆疮皮肤瘙痒：女萎适量，加适量食盐捣烂，敷患处。

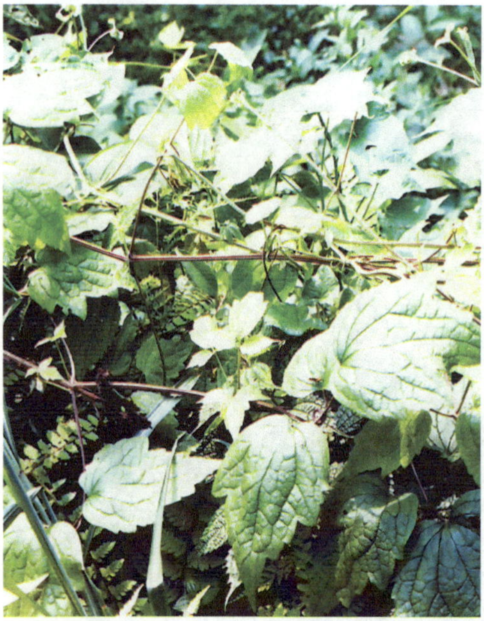

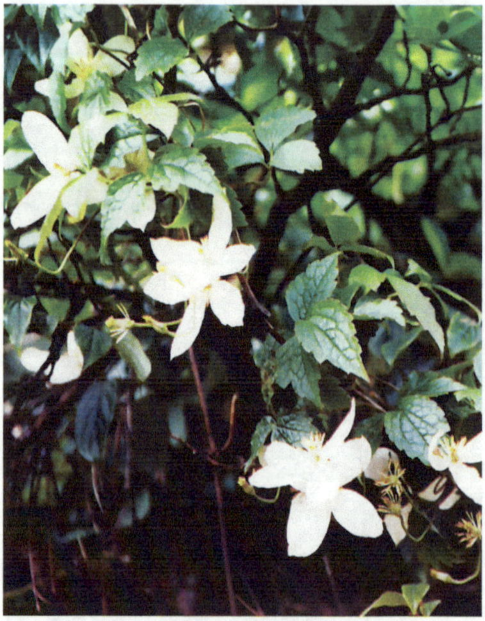

飞机草（香泽兰）

来源及药用部位	菊科植物飞机草 *Eupatorium odoratum* L. 的全草。
形态特征	多年生粗壮草本，高 1～3 m。茎直立，有细纵纹，被灰白色长毛（中上部较密），分枝与主茎成直角射出。单叶对生；叶片三角形或三角状卵形，先端渐尖，基部楔形，边缘有粗大锯齿，两面粗糙且均被绒毛。头状花序生于分枝和茎顶端，排成伞房状；总苞圆柱状；总苞片有褐色纵条纹，紧抱小花；花粉红色，全部管状花。瘦果无毛，无腺点。花期、果期 4—12 月。
性味功效	辛，温；有小毒。散瘀消肿，解毒，止血。
常用配方	①治跌打损伤、外伤出血：鲜飞机草适量，捣烂，敷伤处。②治疮疖红肿：鲜飞机草适量，捣烂，敷患处。③治稻田性皮炎：鲜飞机草适量，揉烂，搽患处。

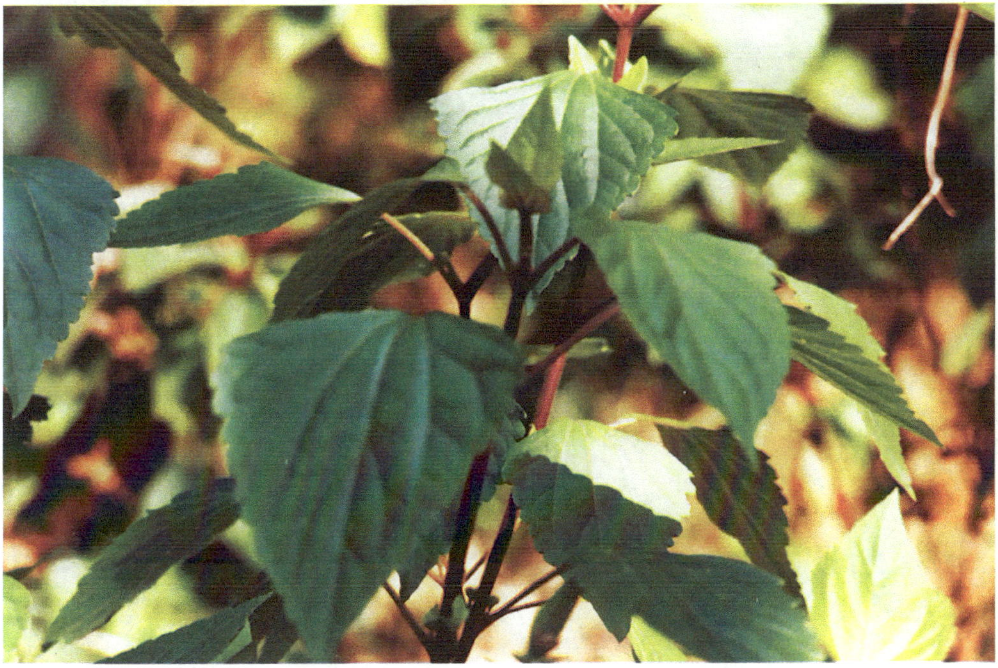

飞　廉

来源及药用部位	菊科植物丝毛飞廉 *Carduus crispus* L. 的全草。
形态特征	二年生草本。茎直立，高 50 ~ 100 cm。主根肥厚，伸直或偏斜。茎直立，具纵条棱，并附有绿色间歇的刺齿状翼。叶互生；下部叶椭圆状披针形，羽状深裂；裂片边缘具刺，上面绿色。头状花序 2 ~ 3 个生于枝端；总苞钟形，苞片多层；花全部为管状花，两性，紫红色；雄蕊 5 枚；雌蕊 1 枚。瘦果长椭圆形。花期 5—7 月。
性味功效	微苦，凉。清热，利湿，凉血，散瘀。
常用配方	①治感冒发热：飞廉 9 g，金银花 9 g，板蓝根 15 g，水煎服。②治痹病肿痛：飞廉 150 g，何首乌 45 g，用适量白酒浸泡 1 周，每次服 20 ~ 30 mL，每日 3 次。③治鼻衄、崩漏、尿血：飞廉、茜草、地榆各 9 g，水煎服。

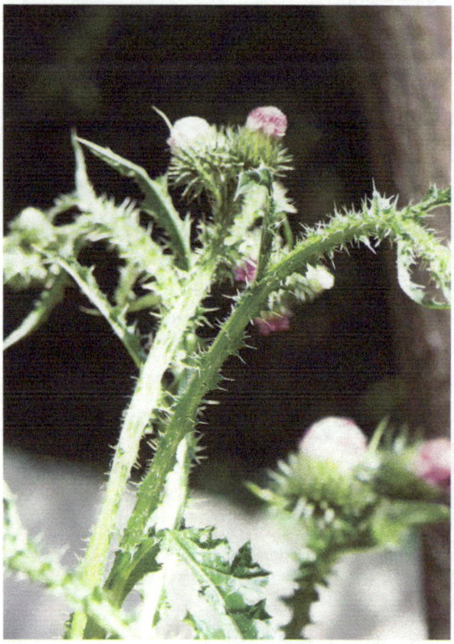

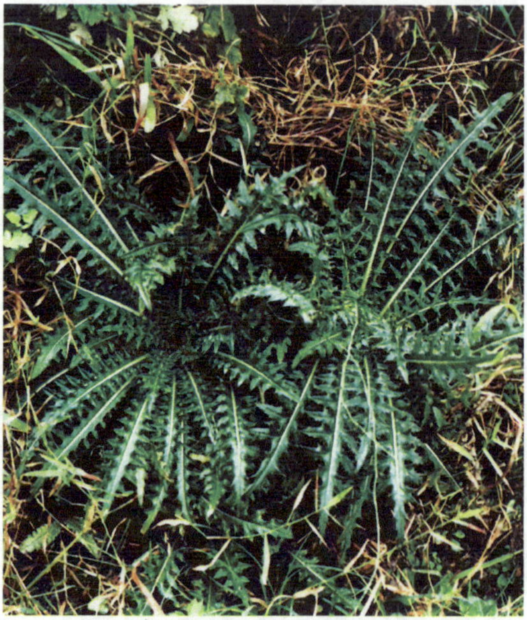

飞燕草

来源及药用部位	毛茛科植物飞燕草 *Consolida ajacis* (L.) Schur 的根、种子。
形态特征	一年生草本，高不及 1 m。枝少而上举。基生叶多具长叶柄，深裂几达基部；裂片再分裂为多数线状小裂片；上部叶无柄，具多数线状小裂片。总状花序极长，被薄小柔毛；花蓝色、青紫色、淡红色或白色，常重瓣；萼片 5 枚，阔而稍钝。蓇葖果长 1 ~ 2 cm。
性味功效	苦、辛，温。祛风解表，除湿，止泻。
常用配方	①治风寒头痛：飞燕草 10 g，三角咪 20 g，水煎服。②治气虚多汗：飞燕草适量，研末，每次用油汤吞服 1 ~ 2 g。③治水泻：飞燕草 5 g，水煎服。④治皮肤瘙痒：飞燕草 10 g，用适量白酒浸泡，取适量药液搽患处。

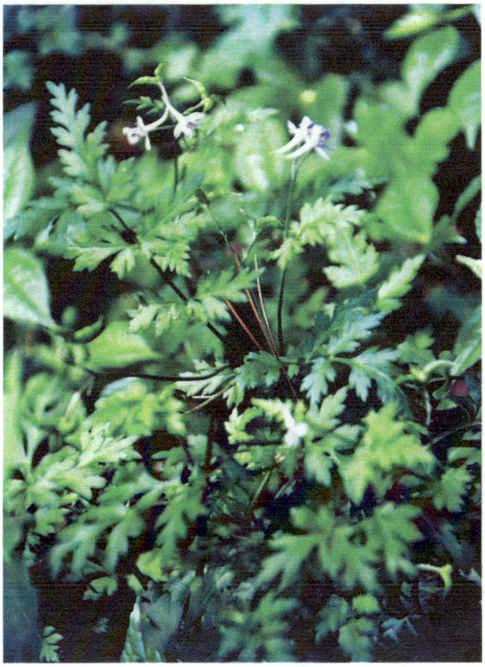

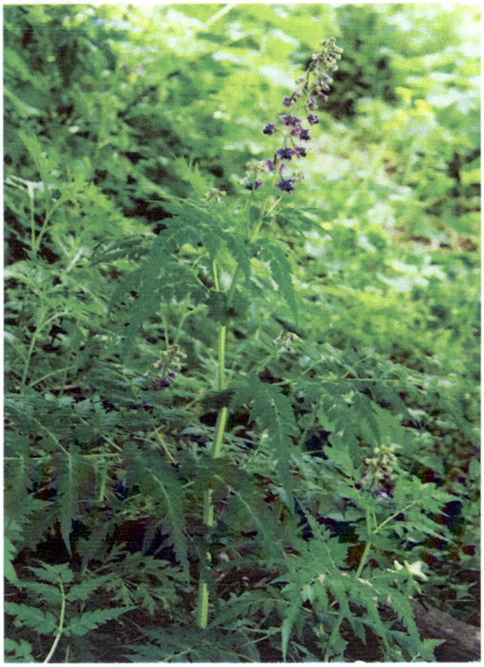

叉蕊薯蓣

来源及药用部位	薯蓣科植物叉蕊薯蓣 *Dioscorea collettii* Hook. f. 的根茎。
形态特征	多年生缠绕草质藤本。根茎横生，竹节状，长短不一，表面生有细长弯曲的须根。茎圆柱形，左旋。单叶互生；叶片三角状心形或卵状披针形，先端渐尖，基部心形，边缘波状或近全缘，有时背面灰褐色，有白色刺毛。花雌雄异株。雄花序单生或 2～3 个簇生于叶腋；苞片卵状披针形；小苞片卵形；花被蝶形，先端 6 裂，雄蕊 3 枚。雌花花序穗状，花全部单生；子房长圆柱形。蒴果三棱形。种子 2 粒。花期 5—8 月，果期 6—10 月。
性味功效	苦、微辛，微寒。祛风利湿，通络止痛，清热解毒。
常用配方	①治跌打损伤、筋骨疼痛：叉蕊薯蓣 15 g，金纽扣、昆明鸡血藤、三棱草、岩川芎各 9 g，水煎服。②治腰伤致下半身麻木：叉蕊薯蓣、川牛膝各 15 g，水煎服。③治胃脘疼痛：叉蕊薯蓣 30 g，陈皮 9 g，水煎服。④治下肢痈疮肿毒：新叉蕊薯蓣适量，捣绒，敷患处。

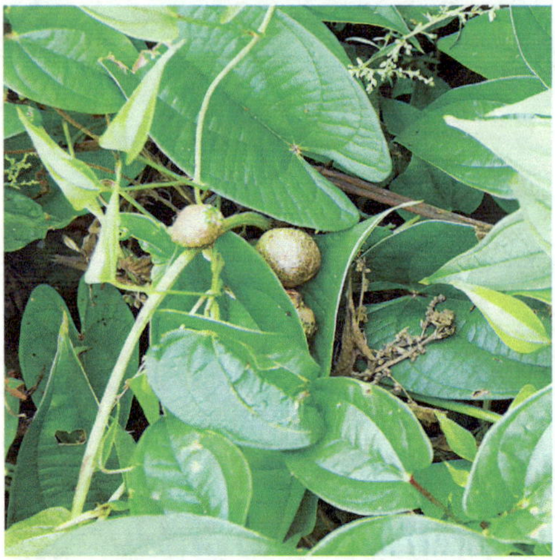

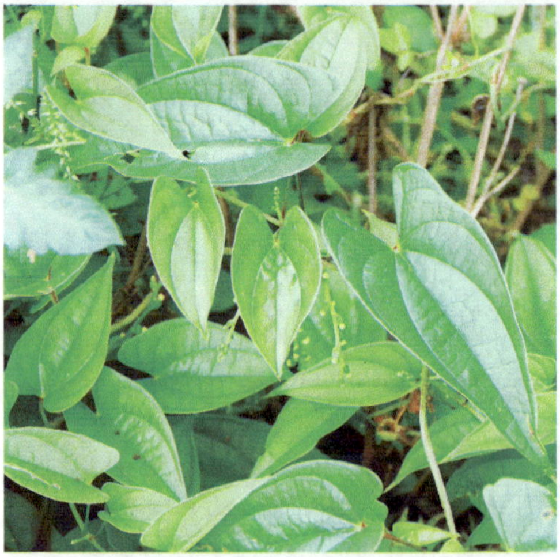

马

来源及药用部位	马科动物马 *Equus caballus orientalis* Noack 的肉和胃肠结石（马宝）。
形态特征	体长 1.5 ~ 2.5 m，高 1 ~ 1.5 m。毛色随种类而有不同。头、面狭长，耳直立能动。前额宽，上披长毛如发。颈部长，有鬃毛。躯干长，胸部比腹部宽大。四肢细长，下部有距毛。足趾仅第三趾发达，成末端卵圆形的实质蹄。尾具总状长毛，形似尘拂。
性味功效	甘、酸，寒。强筋壮骨。
常用配方	①治头疮白秃：马肉适量，煮汁，外洗患处。②治肺痨咳嗽：马宝、百部各 6 g，白及 12 g，共研末，每次服 1.5 ~ 3 g，每日 3 次。③治小儿惊痫：马宝 6 g，牛黄 1.5 g，共研末，每次服 0.3 g，每日 2 次。

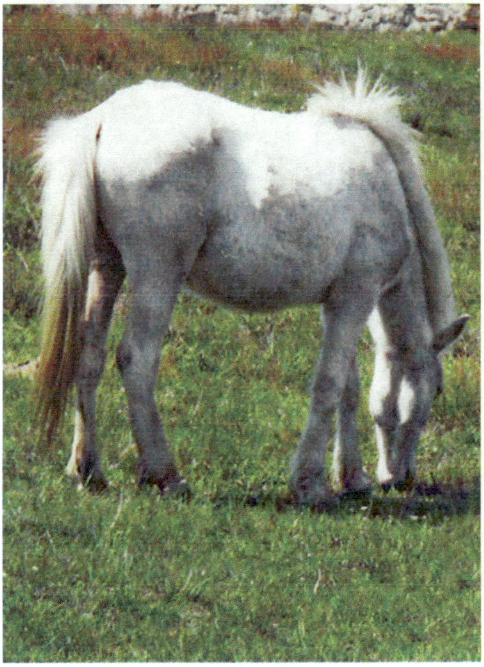

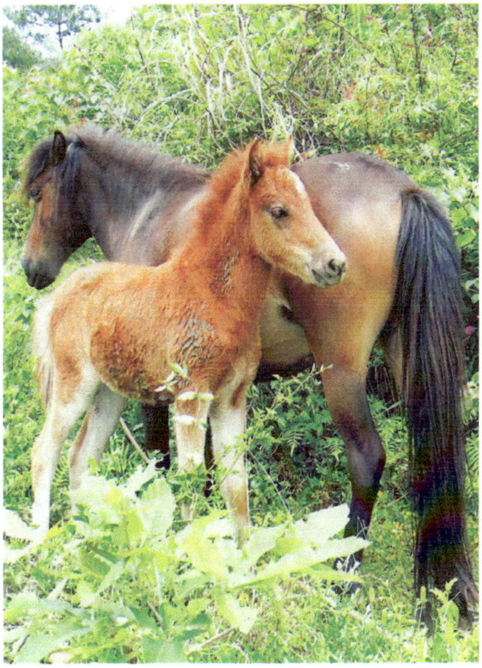

马牙七

来源及药用部位	兰科植物剑叶虾脊兰 *Calanthe davidii* Franch. 的全草。
形态特征	陆生植物，高达 75 cm。茎极短，基部被数枚鞘状叶。叶近基生；叶片箭形或带状，先端急尖，基部渐窄成长柄。花葶从叶丛中抽出，高出叶；总状花序，具多数花；花黄绿色，无毛；萼片椭圆形；唇瓣 3 裂，中裂片 2 叉裂。蒴果。
性味功效	辛、微苦，凉。清热解毒，散瘀止痛。
常用配方	①治咽痛、咽干：马牙七 3 g，朱砂根 6 g，水煎服。②治胁痛或黄疸：马牙七 6 g，丹参、紫金牛各 15 g，水煎服。③治胃脘痛：马牙七、延胡索、浙贝母、白及各 9 g，乌贼骨 6 g，南五味根 15 g，水煎服。

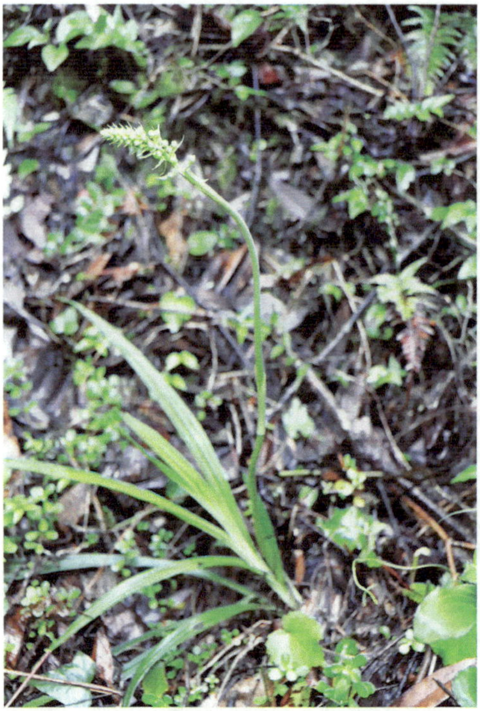

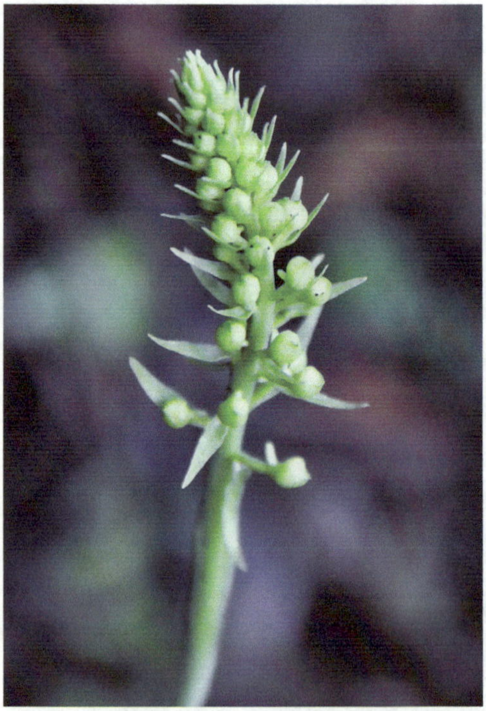

马甲子根（铁篱笆、石刺木）

来源及药用部位	鼠李科植物马甲子 *Paliurus ramosissimus* (Lour.) Poir. 的根。
形态特征	灌木，高达 3 m。幼枝及嫩叶多少被绒毛，后变无毛；小枝具直而尖的刺，刺由托叶变成。单叶互生；具叶柄；叶片卵形至卵状椭圆形，先端圆润或微凹，基部圆形，边缘有钝锯齿。聚伞花序腋生；花细小，黄绿色；花萼 5 裂，裂片三角形；花瓣 5 枚；雄蕊 5 枚；柱头 3 裂。核果盘状，周围有栓质薄翅。花期 7 月，果期 8 月。
性味功效	苦，平。祛风散瘀，解毒消肿。
常用配方	①治风湿痹痛：马甲子根、地梢花、络石藤各 30 g，水煎服。②治牙痛：鲜马甲子根 30 g，墨鱼干 1 个，共炖服。③治跌打损伤肿痛：马甲子根、威灵仙、木防己各 30 g，加适量酒，水煎服。④治狂犬咬伤：马甲子根、黑竹根、煤炭果各 30 g，水煎，兑少许酒服。

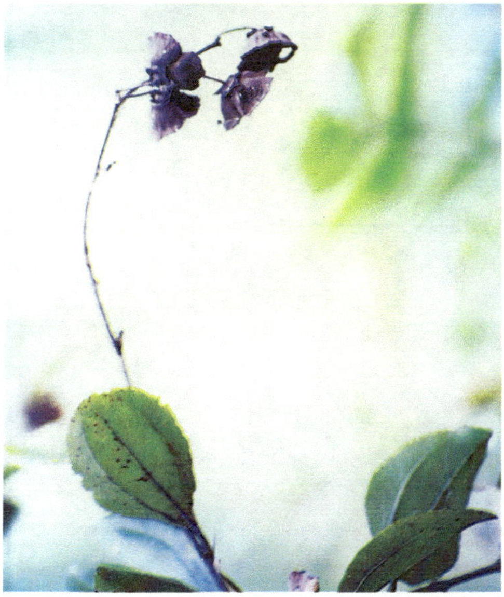

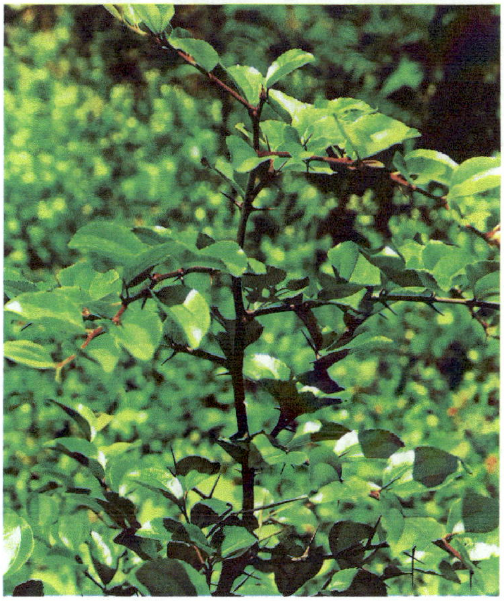

马兰（田边菊、鱼鳅串）

来源及药用部位	菊科植物马兰 *Kalimeris indica* (L.) Sch. -Bip. 的全草。
形态特征	多年生草本，高 30 ~ 70 cm。根茎有匍匐枝。茎直立。中部叶互生；叶片倒披针形，基部狭窄，下延成短柄，两面近光滑。上部叶椭圆形，无柄，全缘。头状花序单生于枝端，排成疏伞房状；总苞半球形；总苞片 2 ~ 3 层，覆瓦状排列；舌状花 1 列，蓝紫色；管状花被短毛。瘦果倒卵状长圆形。花期 5—9 月，果期 8—10 月。
性味功效	辛、苦，寒。解表除湿，消食化积。
常用配方	①治风热感冒：马兰、马鞭草、灯心草各 10 g，水煎服。②治痢疾：马兰、刺梨根各 15 g，水煎服。③治胃脘疼痛：马兰 10 g，万年荞 15 g，青木香 6 g，水煎服。④治食积不化：马兰、隔山消各 10 g，水煎服。

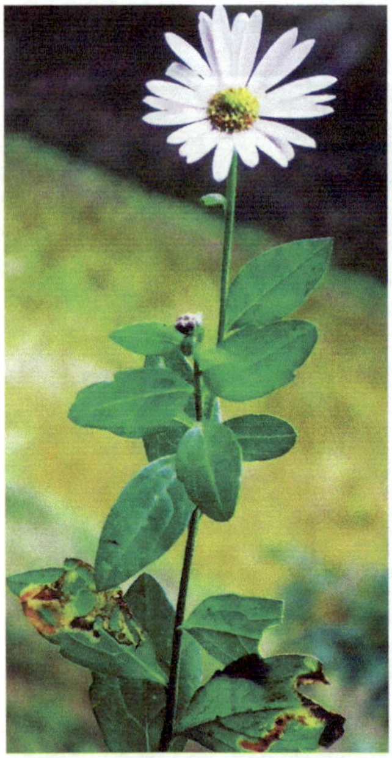

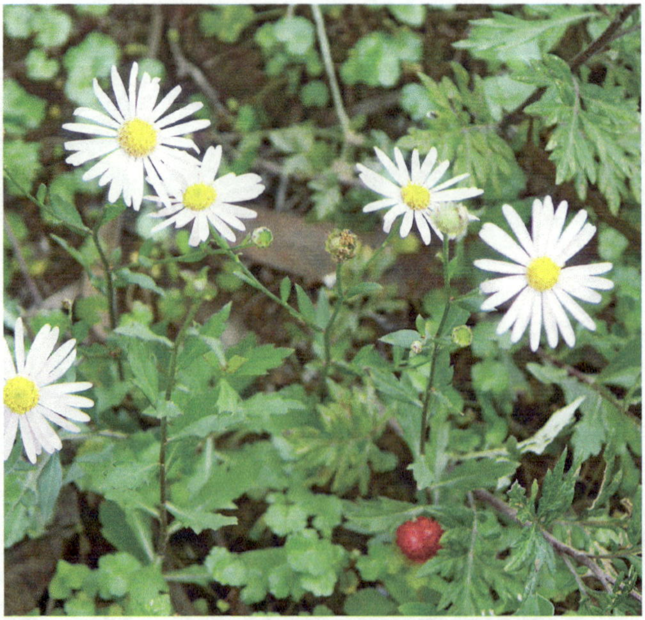

马扫帚

来源及药用部位	豆科植物美丽胡枝子 *Lespedeza formosa* (Vogel) Koehne 的叶和根。
形态特征	灌木，高 1 ~ 2 m。小枝幼时密被柔毛。三出复叶互生；顶生小叶较大；叶片卵形、卵状椭圆形或椭圆状披针形，先端圆钝，基部楔形，全缘，上面绿色无毛，下面被生短毛。总状花序腋生；花萼 5 裂，钟状；花冠蝶形，紫红色；雄蕊 10 枚；子房有 1 个胚珠。荚果卵形或椭圆形，有短尖或锈色短柔毛。花期 7—9 月，果期 9—10 月。
性味功效	叶：苦，平。清热利尿，通淋。根：苦、辛，平。祛风除湿，活血止痛。
常用配方	①治小便不利：马扫帚叶 30 ~ 60 g，鲜金丝草 30 g，水煎服。②治乳痈、疖肿：马扫帚根 30 g，牛蒡子 9 g，水煎服。③治跌打肿痛：马扫帚根、丹参各 30 g，水煎，加适量酒服，并取药渣敷患处。

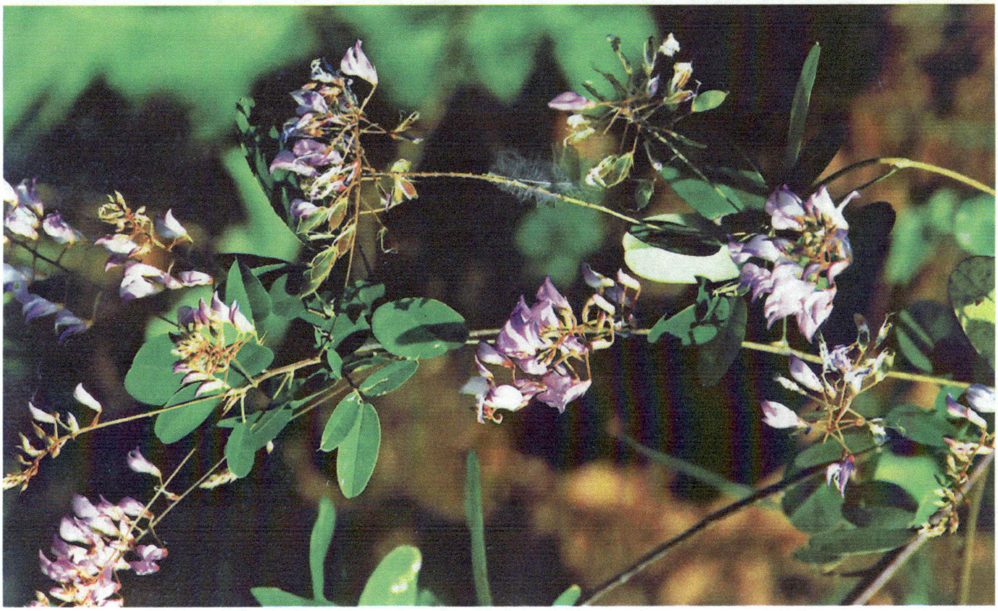

马先蒿（马屎蒿、马新蒿）

来源及药用部位	玄参科植物返顾马先蒿 *Pedicularis resupinata* L. 的全草。
形态特征	多年草本，高 30~70 cm。根多数丛生，细长纤维状。茎直立，粗壮中空，方形有棱。叶互生或有时对生；叶片卵形至长圆状披针形，先端渐狭，基部广楔形或圆形，边缘具钝圆的重齿；叶柄短。花单生于茎枝上部的叶腋；萼前方深裂；花淡紫红色，上唇盔状，下唇大；雄蕊花丝前面 1 对有毛。蒴果斜长圆形。花期 6—8 月，果期 8—9 月。
性味功效	苦，平。祛风湿，利尿通淋，攻毒杀虫。
常用配方	①治风湿痹痛：马先蒿 15 g，水煎服。②治疥疮：马先蒿适量，水煎取液，洗患处。

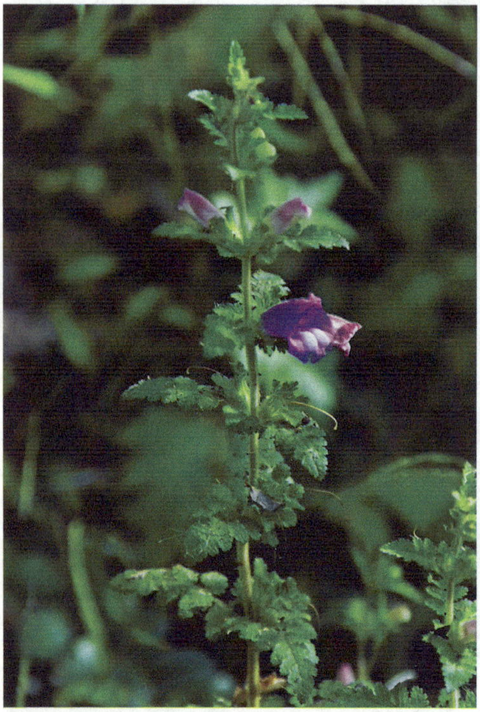

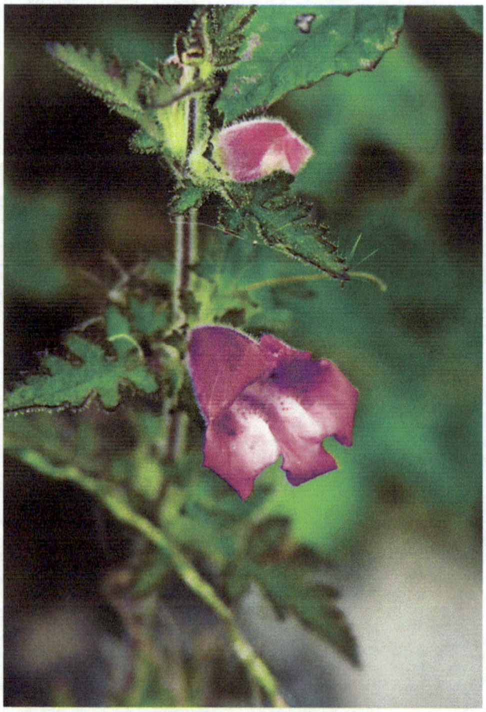

马利筋（草木棉）

来源及药用部位	萝藦科植物马利筋 *Asclepias curassavica* L. 的全草。
形态特征	多年生直立或灌木状草本，全株有白色乳汁，高 0.5 ~ 1 m。茎直立，有细绒毛。叶对生；叶片披针形至长椭圆形，先端渐尖，基部渐狭成柄，全缘。夏日茎顶抽出伞形花序；小花紫红色；萼片 5 枚；花冠 5 深裂，红色，反卷；副花冠 5 枚，长卵形，黄色，生于蕊柱上。蓇葖果披针形，两端渐尖。种子先端具白色绢质种毛。花期几乎全年，果期 8—12 月。
性味功效	辛，温。解表散寒，生肌止血。
常用配方	①治感冒：马利筋 15 g，水煎服。②治刀伤出血：马利筋适量，晒干研末，撒敷伤口。③治痛经：鲜马利筋 30 g，水煎服，胡椒为引。④治湿疹或顽癣：鲜马利筋适量，折断后取流出乳汁涂搽患处。

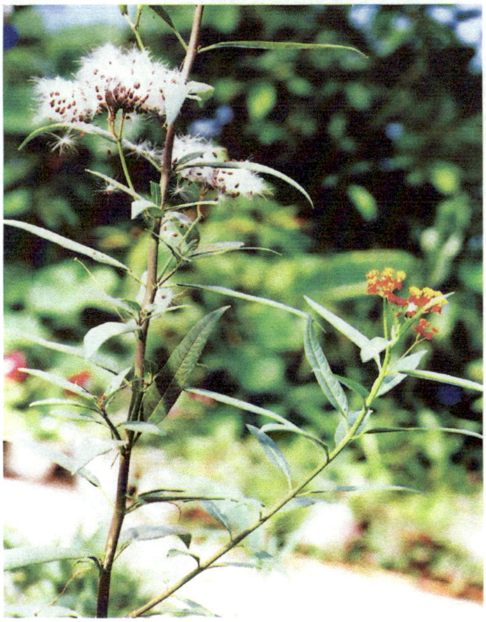

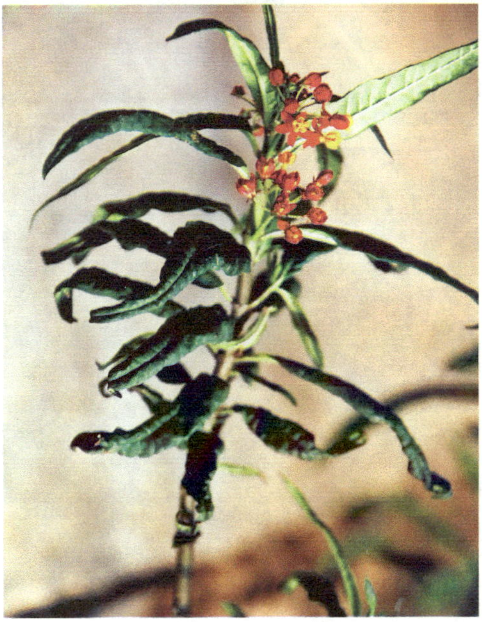

马 陆

来源及药用部位	圆马陆科动物宽跗陇马陆 *Kronopolites svenhedini* (Verhoeff) 的全体。
形态特征	体长圆形，表面光滑。全体由多数环节组成，从颈板到肛节，约有体节 54 个。头部两侧有多数单眼，集合似复眼。触角 1 对，有毛。口器包括大、小额各 1 对。体背面黑褐色，后缘淡褐色。雄虫在第 7 节上的步肢变为生殖肢。幼虫环节少，足仅 3 对，每脱皮 1 次，肢节和足陆续增加。
性味功效	辛，温；有毒。破积，解毒，和胃。
常用配方	①治黄疸、胁痛：马陆适量，研粉，每次 2 g，每日服 3 次。②治痈疽疖肿：马陆（打粉）3000 g，单糖浆 1000 mL，硬脂酸镁 0.5%。共制成 10 000 片，加糖衣。每次 3～6 片，每日服 3～4 次。

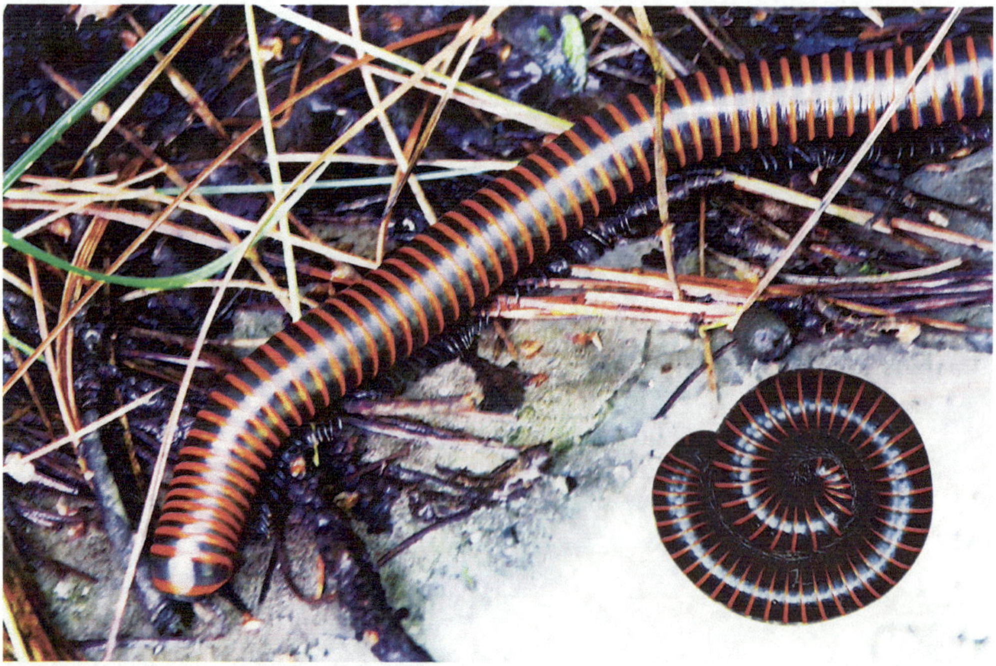

马齿苋

来源及药用部位	马齿苋科植物马齿苋 *Portulaca oleracea* L. 的地上部分。
形态特征	一年生草本，肥厚多汁，无毛，高 10 ~ 30 cm。茎圆柱形，下部平卧，上部斜生或直立，多分枝。叶互生或近对生；叶片倒卵形、长圆形或匙形，顶端圆钝，有时微缺，基部狭窄成短柄，上面绿色，下面暗红色。花常 3 ~ 5 朵簇生于枝端；萼片 2 枚，对生，卵形；花瓣 5 枚，淡黄色；雄蕊 8 ~ 12 枚；雌蕊 1 枚，子房半下位。蒴果短圆锥形，棕色，盖裂。种子黑色。
性味功效	酸，寒。清热解毒，凉血止血。
常用配方	①治湿热血痢：鲜马齿苋适量，捣汁，加蜂蜜调服。②治崩漏、便血：鲜马齿苋（绞汁）、藕汁各等份。每次饮约 60 mL，米汤和服。③治热毒痈肿疮疡：鲜马齿苋适量，水煎服，并取煎液洗患处。

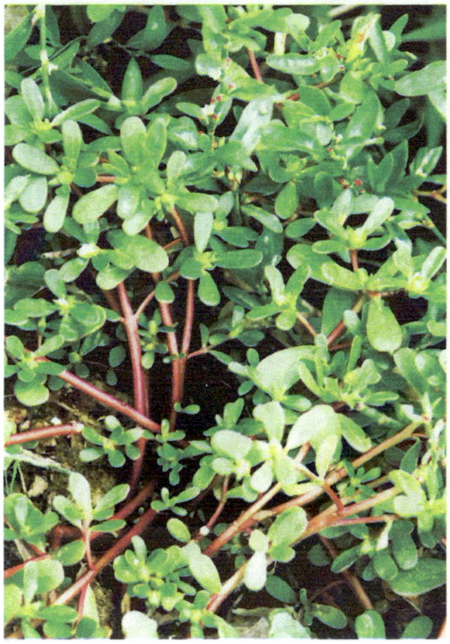

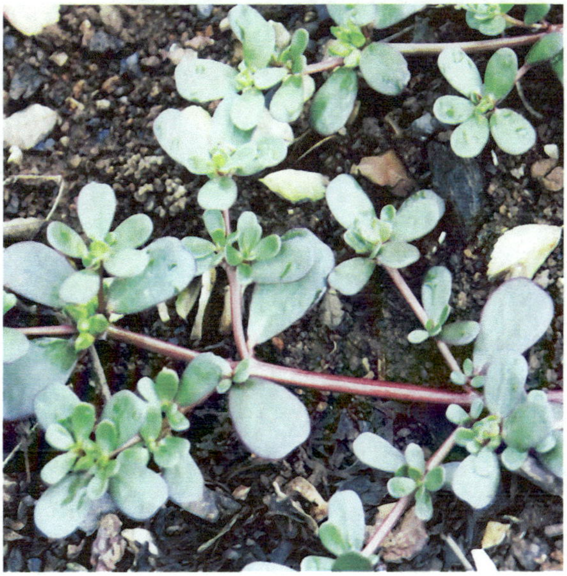

马 勃

来源及药用部位	灰包科真菌脱皮马勃 *Lasiosphaera fenzlii* Reich 及其同属近缘种的子实体。
形态特征	子实体近球形至长圆形。包被薄，易消失；外包被成块地与内包被脱离；内包被纸状，浅烟色，成熟后全部消失，遗留成团的孢体随风滚动。孢体紧密，有弹性，灰褐色，渐退成浅烟色。孢子褐色，球形，有小刺。
性味功效	辛，平。清肺利咽，解毒止血。
常用配方	①治咽喉肿痛：马勃 3 g，朱砂根 10 g，水煎服。②治外伤出血：将马勃研末后敷于伤口上加压，即可止血。③治冻疮：将患处用盐水洗净，再用马勃末敷。④治溃破疮疖：将患部用盐水洗净，再以马勃末敷。

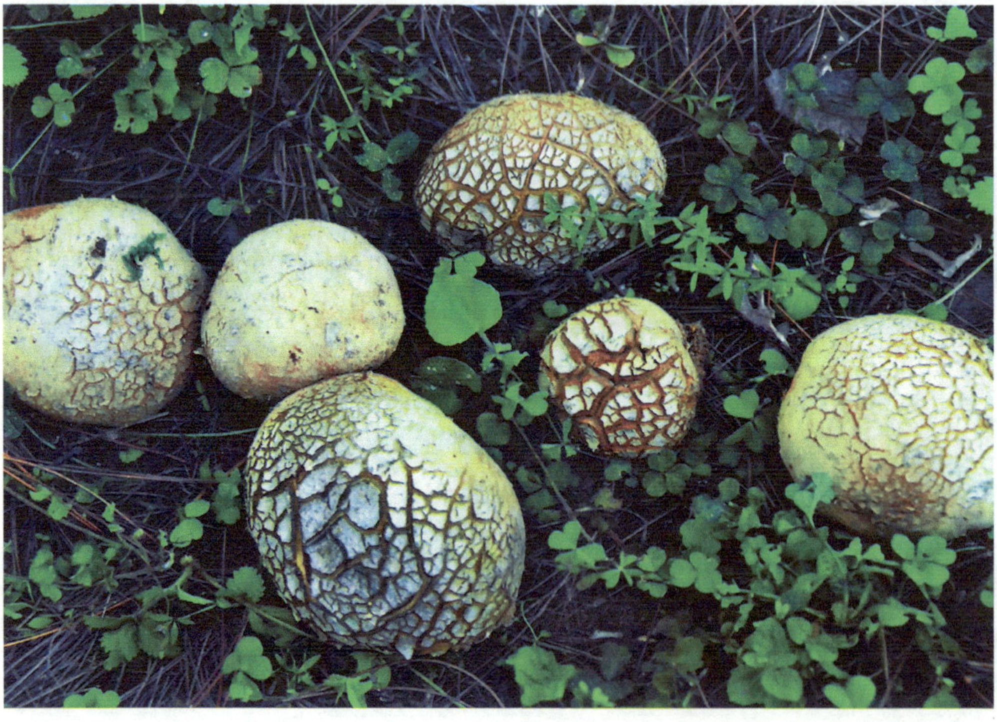

马钱子

来源及药用部位	马钱科植物马钱 *Strychnos nux-vomica* L. 的成熟种子。
形态特征	乔木，高 10～13 m。树皮灰色，具皮孔；枝光滑。叶对生；叶片草质，广卵形或近圆形，先端急尖或微凹，基部广楔形或圆形，全缘，两面光滑无毛。聚伞花序顶生，被短柔毛；花白色，无梗；花萼绿色，先端 5 裂；雄蕊 5 枚，花药黄色；子房卵形。浆果球形。种子 3～5 粒或更多。花期春夏季，果期 8 月至翌年 1 月。
性味功效	苦，温；有大毒。通络止痛，散结消肿。
常用配方	①治跌打损伤、痈疽肿痛：马钱子（炒）0.3～0.6 g，乳香、没药各 3～6 g，共研末，每次 1 g，酒送服。②治风湿顽痹、麻木瘫痪：马钱子（去皮、炒）、甘草各 1.8 g，炼蜜为丸 40 粒，每次 1～2 粒，每日 3 次。

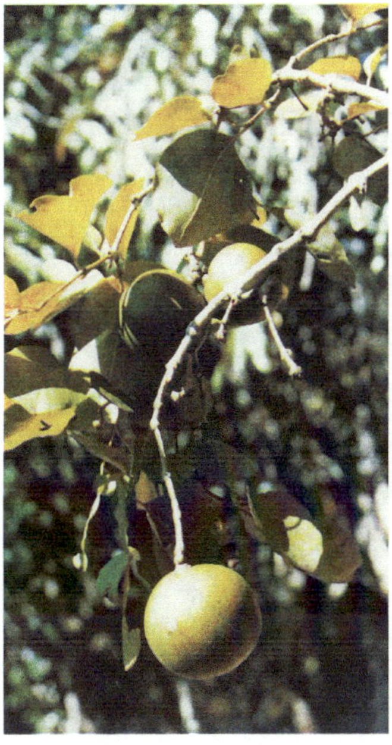

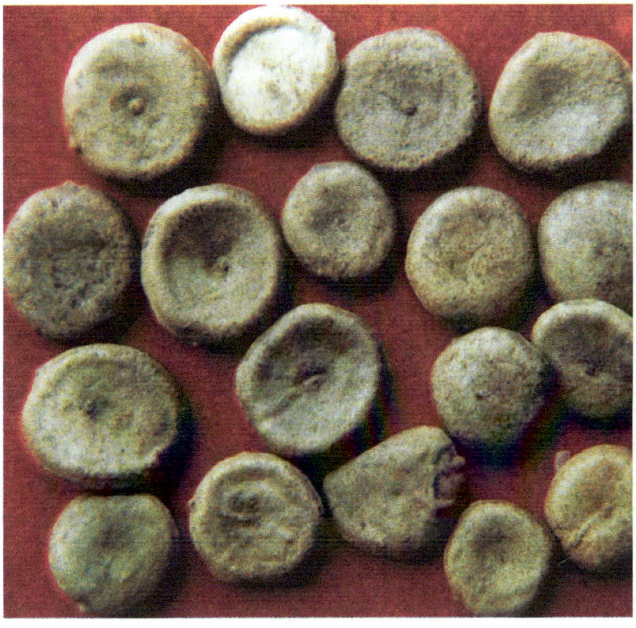

马铃薯（洋芋、地蛋）

来源及药用部位	茄科植物马铃薯 *Solanum tuberosum* L. 的块茎。
形态特征	一年生草本，高 30～80 cm。茎无毛或被疏毛。地下块茎椭圆形、扁圆形或长圆形，外皮黄白色，内白色，具芽眼，着生于匍匐茎上成密集状。奇数不相等的羽状复叶，常大小相间；小叶 6～8 对；叶片卵形或矩圆形，先端钝尖，基部稍不等，全缘，两面均被白色疏柔毛。伞房花序顶生，后侧生；花萼钟状，5 裂；花冠辐射状，白色或蓝紫色，先端浅 5 裂，裂片略呈三角形；雄蕊 5 枚，花药长圆形；雌蕊 1 枚，子房上位，柱头头状。浆果圆球形，熟时红色。花期夏季。
性味功效	甘，平。和胃健中，解毒消肿。
常用配方	①治胃脘痛：鲜马铃薯，洗净不去皮，捣烂取汁，每日早上空腹服 1～2 匙，可酌加蜂蜜。②治痄腮肿痛：马铃薯 1 个，磨醋取汁，频搽患处。③治湿疹瘙痒：鲜马铃薯适量，洗净捣烂，敷患处。

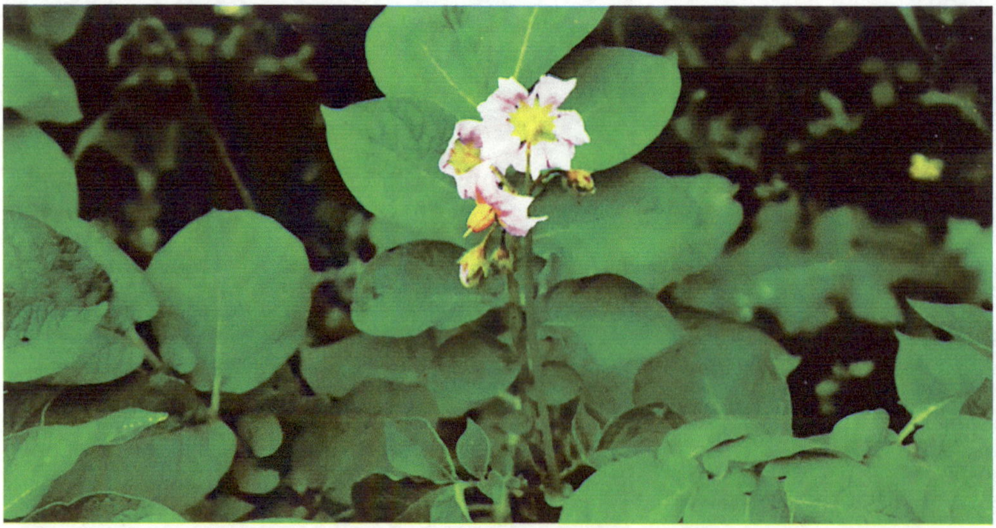

马桑叶

来源及药用部位	马桑科植物马桑 *Coriaria nepalensis* Wall. 的叶。
形态特征	落叶灌木，高 2 ~ 3 m。单叶对生；叶片椭圆形或广椭圆形，先端微尖，基部圆形，全缘，表面鲜绿色，两面均无毛。总状花序，侧生于上年枝上；雄花序先叶开放；花小；萼片 5 枚，覆瓦状排列；花冠 5 瓣，较萼片小。瘦果 5 枚，有毒不可食。花期 4—5 月，果期 7—8 月。
性味功效	辛、苦，寒；有毒。清热解毒，消肿敛疮，镇痛，杀虫，生肌。
常用配方	①治头癣：马桑叶、五倍子、苦参各等份，水煎取液，洗患处。②治疥癣：马桑叶干粉适量，醋调搽患处。③治牛皮癣：马桑叶、牛皮消根、米醋各适量，捣烂后浸入米醋中，取汁涂患处。

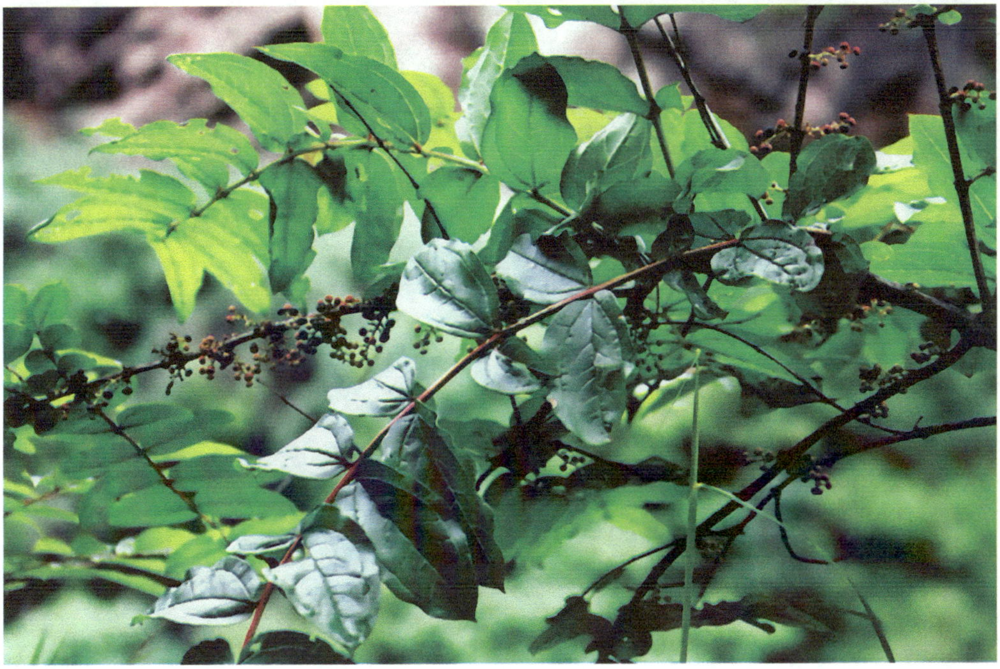

马桑根

来源及药用部位	马桑科植物马桑 *Coriaria nepalensis* Wall. 的根。
形态特征	见“马桑叶”。
性味功效	辛、苦，寒；有毒。清热解毒，消肿止痛，散瘀生肌。
常用配方	①治风湿麻木：马桑根 30 g，铁连环、牛耳大黄各 12 g，水煎服。②治烫伤、烧伤：马桑根、牛荆树、生石膏、玉米各等份，茶叶减半，研末，用麻油调涂患处。③治狂犬咬伤：马桑根 10 ~ 15 g，水煎服。

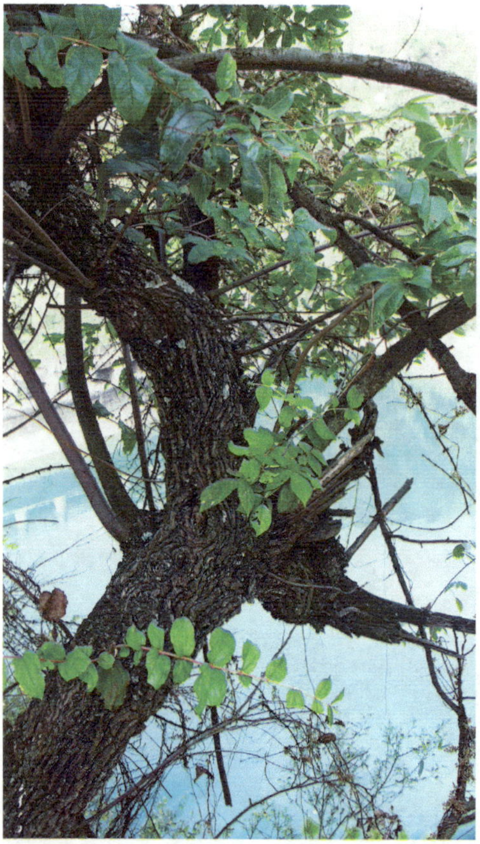

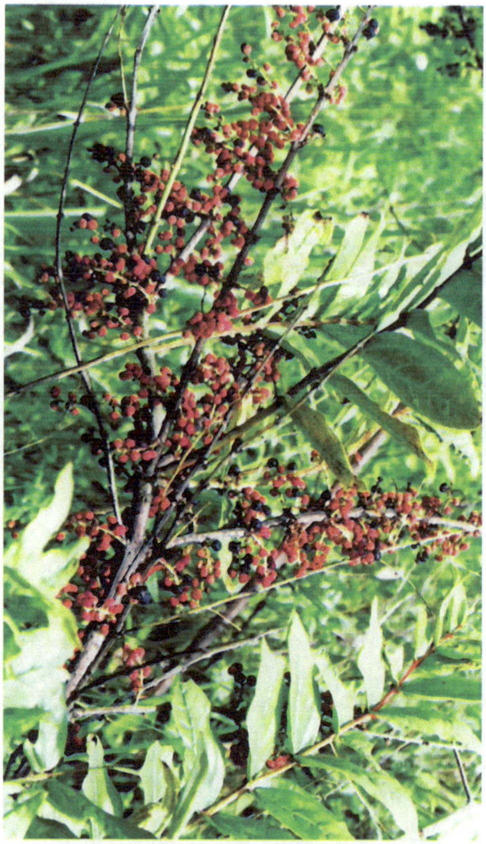

马兜铃

来源及药用部位	马兜铃科植物北马兜铃 *Aristolichia contorta* Bunge 的果实。
形态特征	多年生缠绕或匍匐细弱草本。根细长，圆柱形。茎草质，绿色。叶互生；叶柄丝状；叶片三角状阔卵形，先端钝或钝尖，基部心形，全缘；基出脉明显，5～7 条。花紫色，3～10 朵簇生于叶腋间；花梗细；花被暗紫色，上部呈斜喇叭状；雄蕊 6 枚；子房下位。蒴果广倒卵形或椭圆状倒卵形，成熟时黄绿色。种子扁平，三角状。花期 7—8 月，果期 9 月。
性味功效	苦、微辛，寒。清肺降气，止咳平喘，清泄大肠。
常用配方	①治喘咳胸痛：万年青根、马兜铃各 3 g，水煎代茶饮。②治腹水肚大如鼓：马兜铃 6～9 g，水煎服。③治心痛：马兜铃 1 个，烧存性，为末，每次 2～3 g，温酒送服。

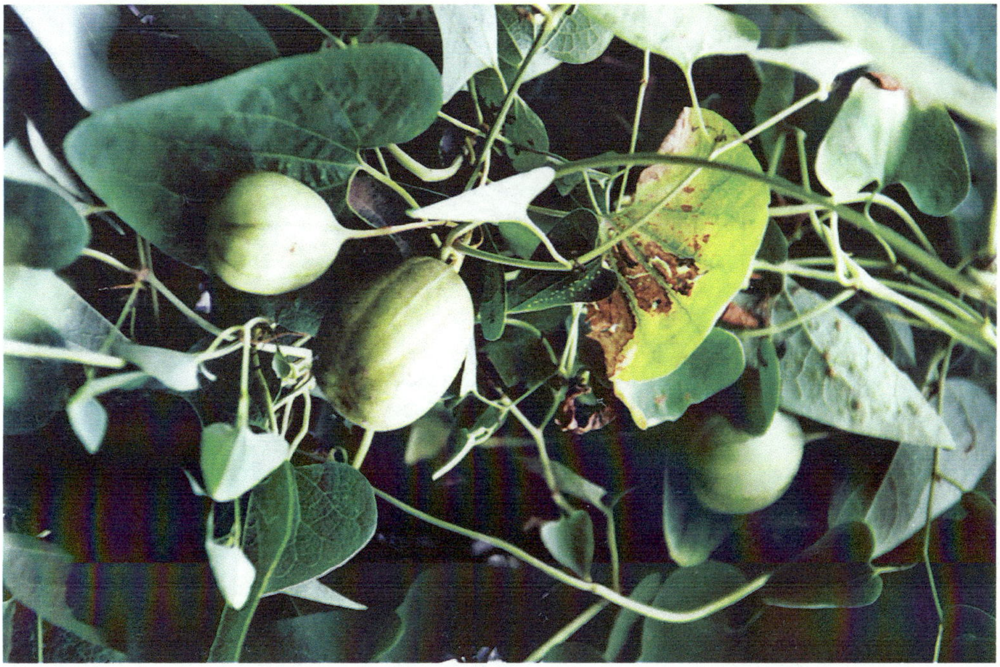

马蔺草

来源及药用部位	鸢尾科植物马蔺 *Iris pallasii* var. *chinensis* Fisch. 的全草。
形态特征	多年生草本，高 25～30 cm。根茎粗壮，根细而坚韧。叶基生；叶片线形，下部带紫色，质较硬，光滑无毛；平行脉两面凸起。花茎近上端有 3 枚叶状苞片；花淡蓝紫色，1～3 朵生于花茎顶端；花被片 6 枚，2 轮；雄蕊 3 枚，密接于花柱外侧；雌蕊 1 枚，子房下位。蒴果纺锤形。种子多数。花期 4—6 月，果期 8—9 月。
性味功效	甘，平。清热，利湿，止血，解毒。
常用配方	①治黄疸胁痛：马蔺草、水葵花、茅草根各 12 g，水煎服。②治吐血、衄血、崩漏：马蔺草 12 g，血盆草 20 g，水煎服。③治湿热带下：马蔺草、茅莓、鸡冠花各 12 g，水煎服。④治疮痈肿痛：鲜马蔺草适量，捣烂，敷患处。

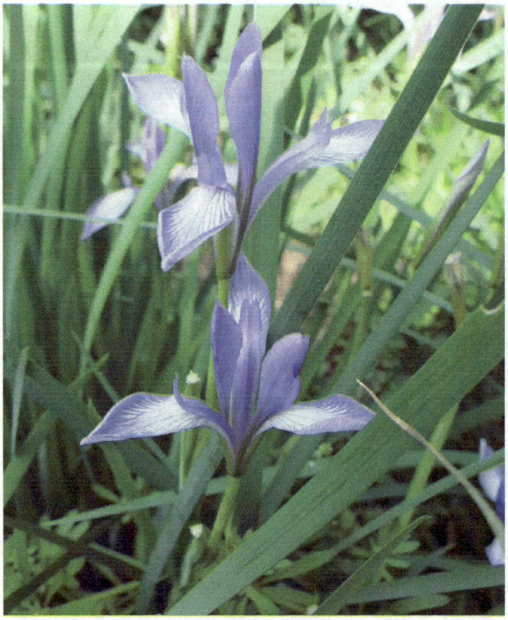

马槟榔

来源及药用部位	白花菜科植物马槟榔 *Capparis masaikai* Lévl. 的种子。
形态特征	攀缘灌木，高 3 m 以上。老枝褐色，幼枝密被褐色毛。单叶互生或对生；叶柄有凹槽；托叶有时变为钩刺；叶片椭圆形，先端钝尖，基部阔楔形，全缘，上面绿色光亮，背面灰绿色；叶脉两面凸起。花白色，顶生或腋生；花萼片 4 枚，2 轮；花瓣 4 枚，覆瓦状排列；雄蕊多数；子房卵形，柄粗，木质。果实卵形或近球形，外果皮皱缩。种子黑褐色或灰褐色。花期 3—6 月，果期 8—12 月。
性味功效	甘，寒。行气，活血，止痛。
常用配方	治孕妇难产：马槟榔 6 g，当归 15 g，川芎 9 g，车前子 3 g，水煎服。

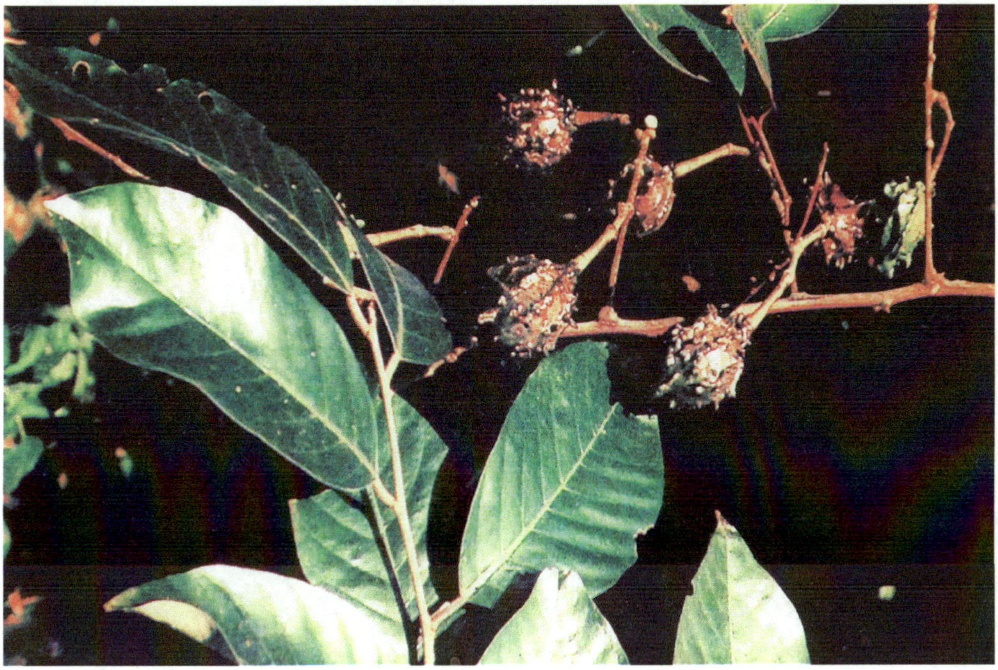

马缨花（马缨杜鹃）

来源及药用部位	杜鹃花科植物马缨杜鹃 *Rhododendron delavayi* Franch. 的花。
形态特征	常绿灌木或小乔木，高 3 ~ 12 m。枝条粗坚，直立，初生有丛卷毛。树皮棕色，呈不规则片状脱落。芽卵圆形，芽鳞多数，里面有白色茸毛。叶互生；叶柄有腺点；叶片厚革质，集生枝端，长椭圆状披针形，先端钝或微尖，基部楔形，全缘或微波状，上面深绿色，下面淡棕色、密被黄棕色茸毛。花 10 ~ 20 朵簇生于枝端；花序轴密被红褐色茸毛；花萼小，5 裂；花冠钟形，紫红色，5 裂；雄蕊 10 枚，长短不一；子房密被茸毛。蒴果长圆柱形，成熟时 5 纵裂。花期 4—5 月，果期 9—10 月。
性味功效	苦，凉；有小毒。清热解毒，凉血止血。
常用配方	①治骨折或伤后脓肿：鲜马缨花 60 g，水煎服。②治吐血、便血和月经不调：鲜马缨花 9 ~ 15 g，水煎服。

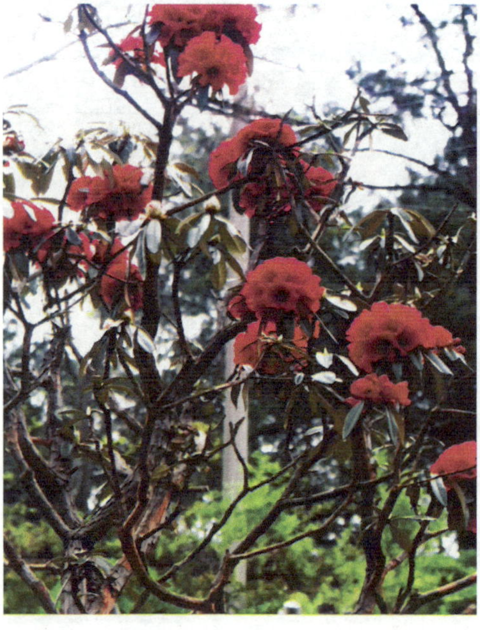

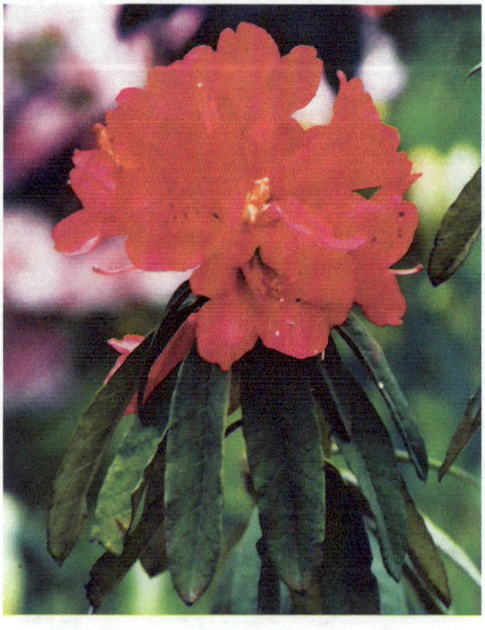

马鞍藤

来源及药用部位	旋花科植物厚藤 *Ipomoea pes-caprae* (L.) Sweet 的全株。
形态特征	多年生蔓生草质藤本。茎有白色乳汁，表面微带紫红色。根匍匐状。叶互生；叶片广椭圆形或圆形，先端 2 裂，基部圆形或微尖，全缘，两面光滑无毛；叶柄基部微具鞘，有腋芽。花腋生；萼片 5 枚，绿色；花冠漏斗状，白色或紫色；雄蕊 5 枚。蒴果卵圆形。花期、果期夏秋季。
性味功效	辛、苦，微寒。祛风除湿，消痈散结。
常用配方	①治痔疮漏血：马鞍藤 30 g，猪大肠 500 g，共炖服。②治丝虫病引起的淋巴管炎：马鞍藤 30 g，毛天仙果根 30 g，老鼠耳根 30 g，水煎服。

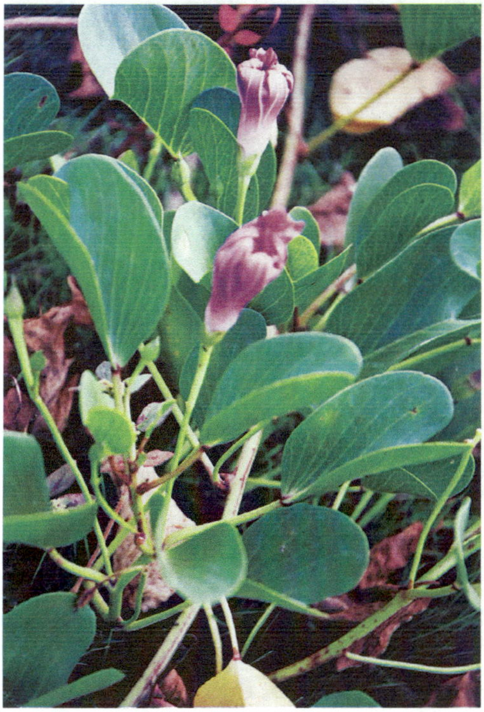

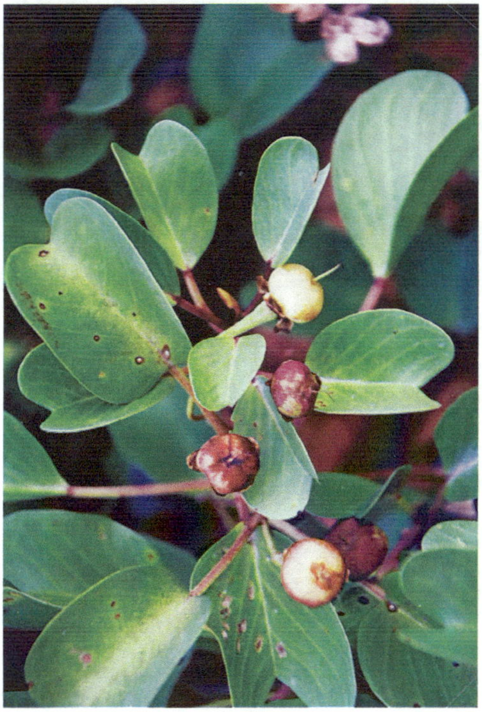

马醉木

来源及药用部位	杜鹃花科植物马醉木 *Pieris japonica* (Thunb.) D. Don ex G. Don 的叶。
形态特征	常绿灌木或小乔木，高 2 ~ 4 m。树皮棕褐色；小枝开展，无毛；冬芽倒卵形，呈覆瓦状排列。叶密集于枝顶；叶片革质，卵状披针形或倒披针形，先端短渐尖，基部狭楔形，全缘，表面深绿色、有光泽，背面淡绿色；主脉在两面隆起。总状或圆锥花序顶生或腋生于枝顶；花序轴有毛；萼片三角状卵形；花冠白色，坛状；雄蕊 10 枚；柱头头状。蒴果近于扁球形，室背开裂。花期 4—5 月，果期 7—9 月。
性味功效	苦，凉；有大毒。杀虫。
常用配方	治疥疮：马醉木适量，水煎取液，浸洗或敷患处。

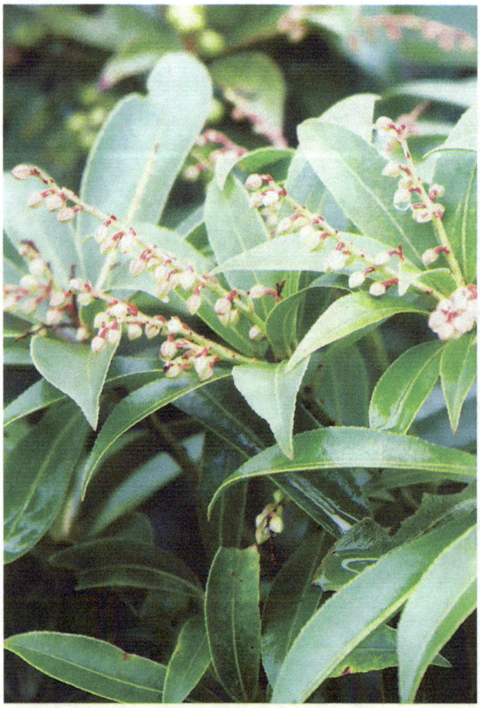

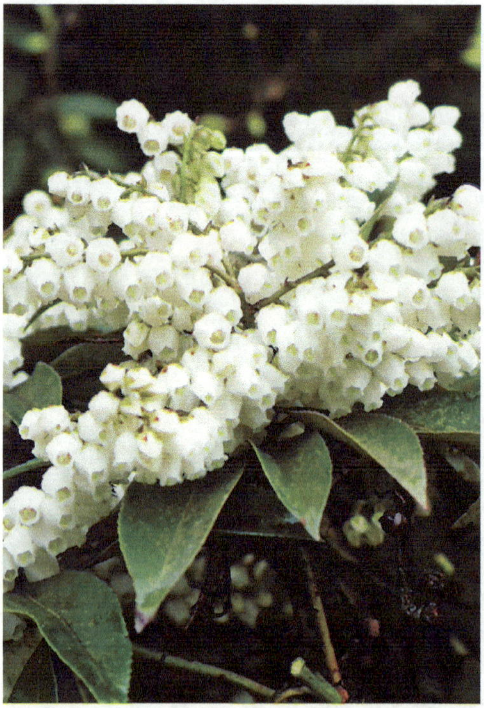

马蹄金（小金钱草、马蹄草）

来源及药用部位	旋花科植物马蹄金 *Dichondra repens* Forst. 的全草。
形态特征	多年生匍匐小草本。茎细长，光滑或稍被灰色疏柔毛，节上生根。单叶互生；叶片圆形或肾形，先端宽圆形，基部阔心形，全缘。花序单生于叶腋；花梗生于叶腋，每一花梗顶端有花 3~6 朵；萼片 5 枚；花冠钟状，黄色，深 5 裂；雄蕊 5 枚；子房 2 室。蒴果近球形，膜质。种子黄色至褐色，无毛。花期 4 月，果期 7—8 月。
性味功效	苦、辛，凉。清热利湿，活血止痛。
常用配方	①治黄疸胁痛：马蹄金、凤尾草、酢浆草各 50 g，水煎服。②治跌打伤痛：马蹄金 50 g，酒、水各半煎服。③治带状疱疹：马蹄金适量，捣烂取汁，涂搽患处。④治指疔：鲜马蹄金、鲜半边莲各适量，捣烂，敷患处。

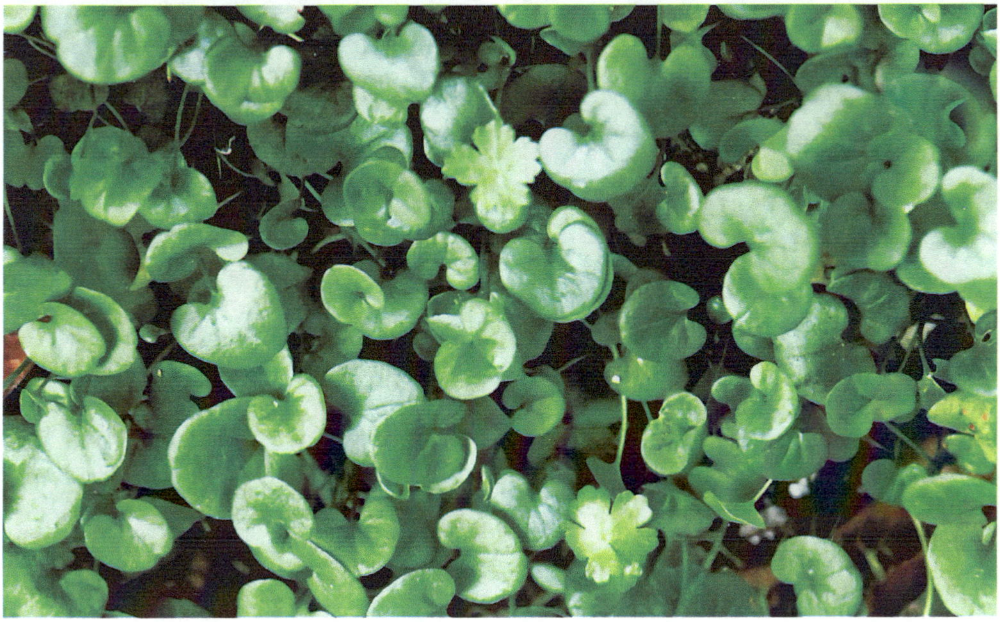

马鞭草

来源及药用部位	马鞭草科植物马鞭草 *Verbena officinalis* L. 的全草。
形态特征	多年生草本，高 30～120 cm。茎四方形，节及枝上有硬毛。叶对生；叶片卵圆形或倒卵形；基生叶边缘通常有深锯齿及缺刻；茎生叶多为 3 深裂，两面均被硬毛。穗状花序顶生或腋生；花小；花冠淡紫色至蓝色，顶端 5 裂。果实长圆形。花期 6—8 月，果期 7—9 月。
性味功效	苦，凉。清热解毒，化瘀消肿。
常用配方	①治感冒发热：马鞭草、马兰、车前草各 10 g，水煎服。②治劳伤腰痛：马鞭草 10 g，紫金标 15 g，岩马桑 15 g，酒、水各半煎服。③治口腔溃疡：马鞭草、蒲公英各 10 g，水煎，含漱。④治牙周肿痛：马鞭草 30 g，水煎服。

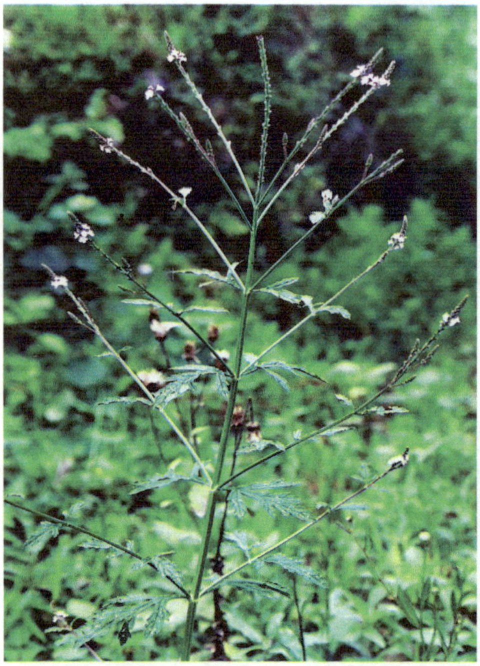

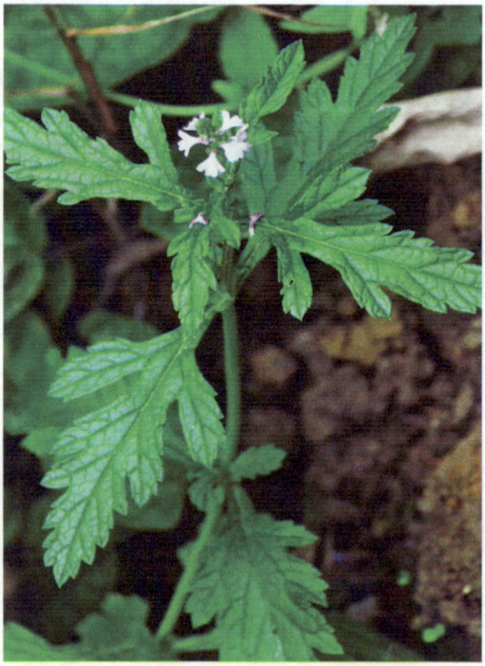

王不留行

来源及药用部位	石竹科植物麦蓝菜 *Vaccaria segetalis* (Neck.) Garcke 的干燥成熟果实。
形态特征	一年生或二年生草本。茎直立，圆柱形，节处有膨大，上部呈二叉状分枝。叶对生；无叶柄；叶片卵状披针形或线状披针形，先端渐尖，基部圆形或近心形，全缘。顶端聚伞花序疏生；萼筒有 5 条绿色棱刺，先端 5 裂；花瓣 5 枚，分离，淡红色；雄蕊 10 枚，不等长；雌蕊 1 枚，子房椭圆形。蒴果广卵形。花期 4—5 月，果期 6 月。
性味功效	苦，平。活血通经，下乳消肿。
常用配方	①治妇女腹痛、血滞闭经：王不留行 10 g，当归、红花、香附各 12 g，水煎服。②治带状疱疹：王不留行适量，焙黄研粉，用温水（或鸡蛋清，或香油）调成糊状，敷患处，每日 2 ~ 3 次，重症病例每日 3 ~ 4 次。③治乳痈肿痛：王不留行 25 g，蒲公英 50 g，水煎服。④治乳汁缺乏、乳汁不通：王不留行 15 ~ 20 g，与猪蹄共炖服。

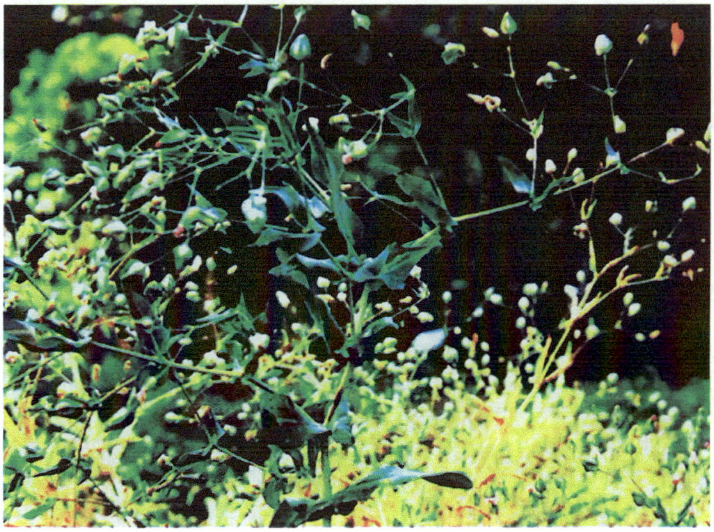

王瓜根（山苦瓜）

来源及药用部位	葫芦科植物王瓜 *Trichosanthes cucumeroides* (Ser.) Maxim. 的根。
形态特征	多年生攀缘性草本。根肥大，块状。茎细长，有卷须。叶互生；有叶柄；叶片掌状，边缘齿状，有毛茸；下部叶有时分裂较深。花腋生，单性，雌雄异株。雄花少数，聚成短总状；苞片小，披针形；花萼长筒状，上端5裂，萼齿披针形；花冠白色，5裂，裂片边缘细裂呈丝状；雄蕊3枚。雌花单生于叶腋；花萼、花冠和雄花相似；子房下位，花柱线形，胚珠多数。瓠果球形乃至长椭圆形，成熟时带红色。种子多数，茶褐色。花期夏季，果期10月。
性味功效	苦，平；有小毒。清热解毒，活血消瘀，利咽。
常用配方	①治蛇咬伤：王瓜根、独脚莲各适量，捣烂，敷伤处。②治跌打伤痛：王瓜根、筋骨草、透骨草各适量，捣烂，敷患处。③治咽喉肿痛：王瓜根5 g，佛顶珠、鱼香菜各20 g，水煎，含漱。④治疔疮肿痛：鲜王瓜根、鲜蛇莓各适量，捣烂，敷患处。

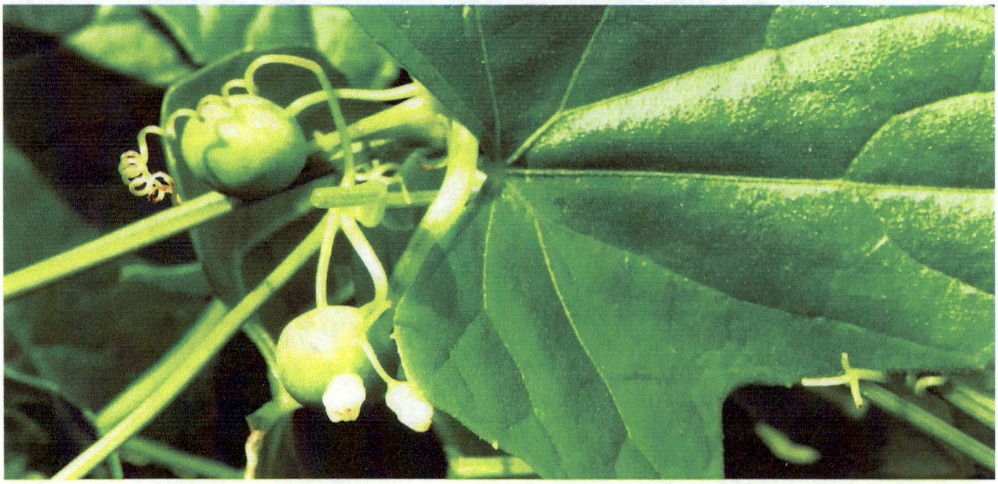

天丁（皂角刺）

来源及药用部位	豆科植物皂荚 *Gleditsia sinensis* Lam. 的棘刺。
形态特征	落叶乔木，高达 15 m。分枝圆柱形，有圆锥形棘刺，粗壮坚挺。双数羽状复叶簇生；小叶片端钝，顶有细尖，基部宽楔形或近圆形，边缘有细锯齿，两面均被毛。总状花序腋生；杂性花约 20 朵；花萼钟状，先端 4 裂；花瓣 4 枚，椭圆形；雄蕊 6~8 枚。荚果直而扁平，深棕色，边缘光滑，被白色粉霜。种子多数。花期 5 月，果期 10 月。
性味功效	辛、咸，温。活血消痈，祛风杀虫。
常用配方	①治痈肿疮毒、妇人乳痈、瘰疬：天丁 10 g，穿山甲、金银花、生甘草各 6 g，水煎服。②治风热咽喉疼痛：天丁 9 g，水煎服。③治痢疾、肛周痒痛：天丁（阴干烧灰）60 g，椿皮、防风、赤芍、枳壳各 30 g，醋 500 mL，熬成膏，每次食前服适量。④治乳痈肿痛：天丁 6 g，蒲公英、海桐皮、夏枯草各 15 g，野菊花 9 g，水煎服。

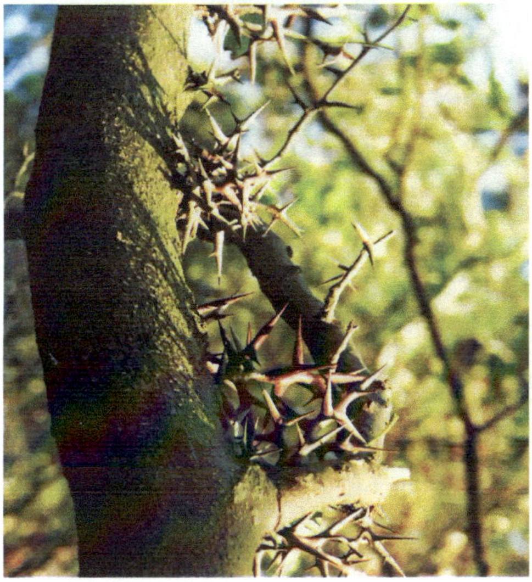

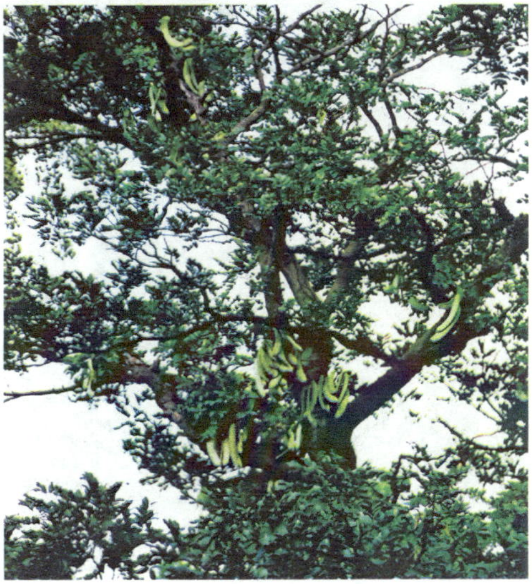

天　牛

来源及药用部位	天牛科动物星天牛 *Anoplophora chinensis* Forstor、桑天牛 *Apriona germari* (Hope) 的幼虫。
形态特征	星天牛：全体黑色，有金属光泽，具有小白色斑点。触角第 3~11 节的每节基部有淡蓝色毛环。前胸背板中瘤状凸起明显，两侧另有瘤状凸起，侧刺突粗壮。鞘翅基部颗粒大小不等，鞘翅每侧约有 20 个较小的白色毛斑。 桑天牛：体黑色，全身密被绒毛。雄虫触角超出体长 2~3 节，雌虫触角仅较身体略长。额狭，复眼下叶大而横阔。前胸背板宽大于长，两侧中央具细尖刺突，前后横沟之间有不规则的横脊线。鞘翅中缝、侧缘及端缘通常有 1 条灰色窄边，背部靠前有黑色瘤状颗粒，翅端的内外端角均呈刺状突起。足细长，被灰白色短毛，腿节大，内侧有纵沟。
性味功效	甘，温；有小毒。活血通经，散瘀止痛，解毒消肿。
常用配方	治疗疮痈疽：天牛适量，米炒，研末，取适量加蜂蜜调涂患处。

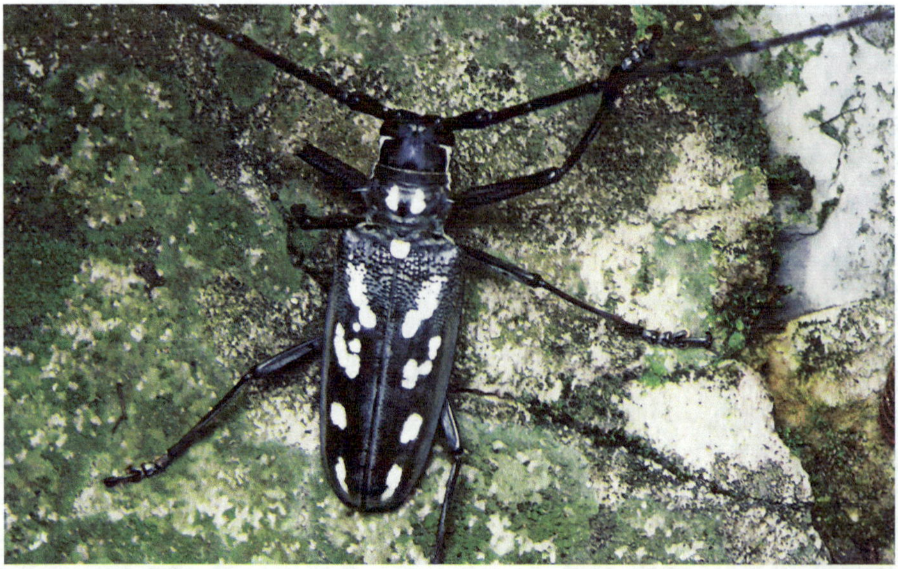

天仙子（莨菪子）

来源及药用部位	茄科植物莨菪 *Hyoscyamus niger* L. 的种子。
形态特征	二年生草本植物，高 49～70 cm，有特殊臭味。全株被黏性腺毛。根粗壮，肉质。茎直立或斜上伸，密被柔毛。单叶互生；叶片长卵形或卵状长圆形，顶端渐尖，基部抱茎；茎下部的叶具柄。花腋生，单一；花淡黄绿色，基部带紫色；花萼杯状；花冠漏斗状；雄蕊 5 枚，花药深紫色；子房略呈椭圆形。蒴果包藏于宿存萼内。种子多数，不规则阔肾形。花期 5 月，果期 6 月。
性味功效	苦、辛，温；有大毒。解痉止痛，安神，止咳平喘。
常用配方	①治胃痛：天仙子粉末 0.6 g，温开水送服。②治恶疮：天仙子适量，烧灰，取适量涂抹患处。③治跌打损伤、瘀血肿痛：天仙子适量，研末，取适量敷患处。

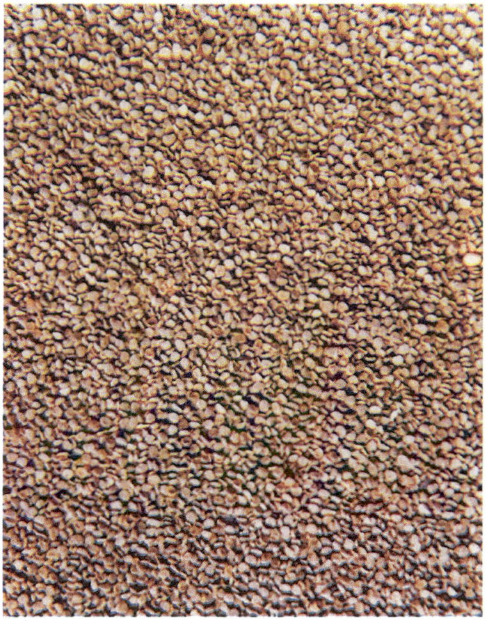

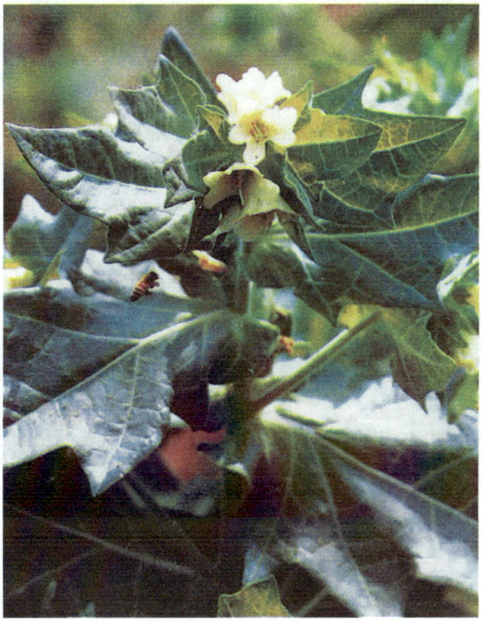

天仙藤（青木香藤）

来源及药用部位	马兜铃科植物马兜铃 *Aristolochia debilis* Sieb. et Zucc. 的茎叶。
形态特征	多年生草质藤本，长达 2 m。根圆柱形，黄褐色，有香气。茎细弱无毛，初直立，后缠绕他物上升。叶互生；有长叶柄；叶片三角状窄卵形，基部心形，两侧垂耳状。花暗紫绿色，叶腋单生，中部收缩成管状，先端向一侧展开成卵状披针形花被片；雄蕊 6 枚；花柱 6 枚。蒴果长圆形或球形。种子扁平三角形。
性味功效	辛、苦，寒。行气止痛，解毒散肿，止咳平喘。
常用配方	①治胃痛：天仙藤 15 ~ 18 g，研末，每日 2 次，温开水送服。②治年久咳喘：天仙藤、麻黄根各 15 g，胖血藤 9 g，共炖腊肉，吃肉饮汤。③治蛇咬伤：天仙藤、青木香各 6 g，水煎服，另取适量水煎液清洗伤口。

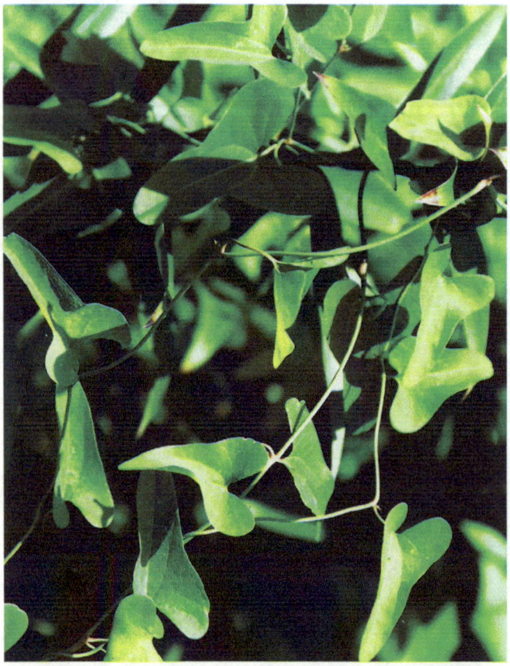

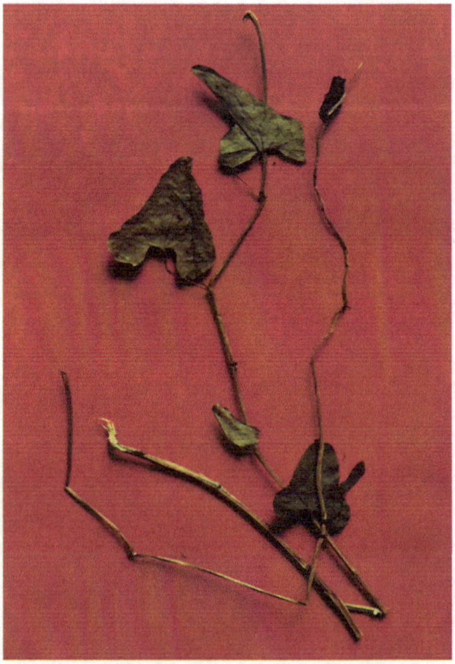

天冬（天门冬）

来源及药用部位	百合科植物天门冬 *Asparagus cochinchinensis* (Lour.) Merr. 的块根。
形态特征	多年生攀缘草本，全株光滑无毛。块根肉质，丛生，长椭圆形或纺锤形，灰黄色。茎细，扭曲，多分枝，具棱；叶状枝通常2~4簇生，扁平，先端刺针状。花1~3朵簇生于叶腋，下垂，单性，雌雄异株；花被片6枚；雄蕊6枚，花药呈“丁”字形；子房3室，柱头三歧。浆果球形，熟时红色。种子1粒。花期5—7月，果期8月。
性味功效	甘、苦，寒。滋阴，润燥，清肺，降火。
常用配方	①治咳嗽：天冬15~20 g，加冰糖少许，水煎服。②治夜盲、体弱痨咳：天冬60 g，水皂角30 g，炖肉吃。③治疝气肿痛：鲜天冬（去皮）15~30 g，乌药8 g，水煎，临服加酒少许为引。④治心烦：天冬、麦冬各15 g，水杨柳9 g，水煎服。

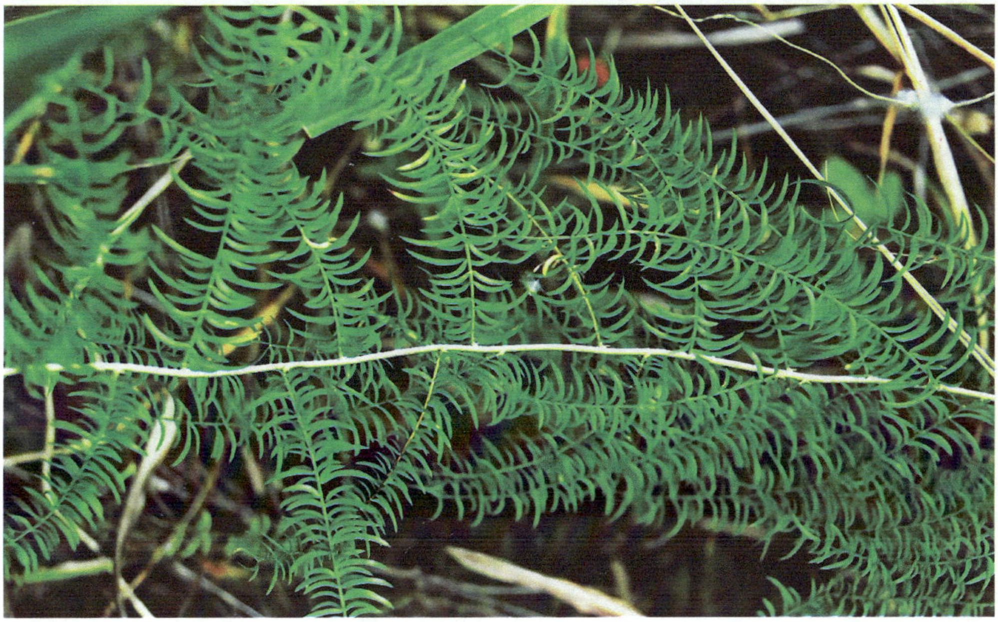

天师栗（娑罗子）

来源及药用部位	七叶树科植物七叶树 *Aesculus chinensis* Bunge 的果实或种子。
形态特征	落叶乔木，高达 20 m，树冠宽广。掌状复叶对生；小叶片 5~7 枚；叶片长椭圆形或卵状披针形，先端窄尖，基部楔形，边缘有细锯齿，上面无毛，下面疏生细柔毛或无毛。圆锥花序顶生，尖塔形；花小，白色，有短梗，成熟时紫黑色；雄花和两性花同株而密生；花萼筒形，不整齐 5 浅裂；雄蕊 6~8 枚。蒴果近圆球形，3 瓣裂。种子 1 粒，圆球形，种脐阔大。花期 5—7 月，果期 8—9 月。
性味功效	甘，温。行气宽中，杀虫。
常用配方	①治胃痛：天师栗 1 枚，去壳，捣碎，水煎服。②治经前乳房肿胀：天师栗、路路通、香附各 6~9 g，水煎服。③治胸闷、胁痛：天师栗、香橼、佛手各 6~9 g，水煎服。

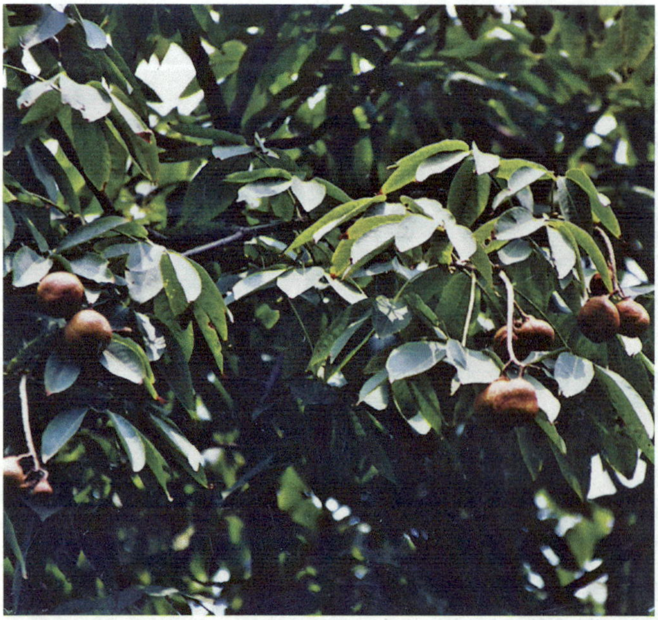

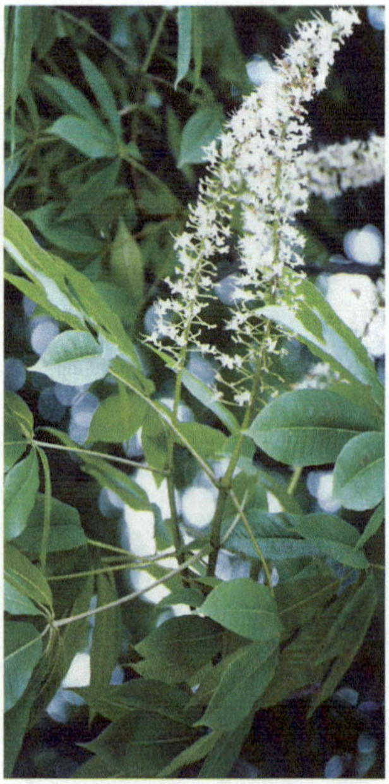

天名精

来源及药用部位	菊科植物天名精 *Carpesium abrotanoides* L. 的全草。
形态特征	多年生草本，高 30～100 cm。茎直立，上部多分枝，有细软毛。茎下部叶互生；叶片广椭圆形或长椭圆形，先端尖或钝，全缘或有不规则的锯齿，上面绿色较深、光滑，下面有细软毛和腺点。茎上部叶近于无柄，长椭圆形，向上逐渐变小。头状花序多数，腋生；总苞钟形或稍带圆形；管状花，黄色；花序外围为雌花，花冠先端 3～5 齿裂，花后柱头外露；中央数层为两性花，花冠先端 4～5 齿裂，花药基部箭形，柱头 2 深裂。瘦果有纵沟多条。花期 6—8 月，果期 9—10 月。
性味功效	苦、辛，寒。清热祛痰，解毒，止血，杀虫。
常用配方	①治咽痛：鲜天名精 30 g，捣汁服。②治恶疮肿痛：鲜天名精适量，捣汁服。③治蜂蜇伤：鲜天名精 30 g，捣汁服，并用药渣敷患处。

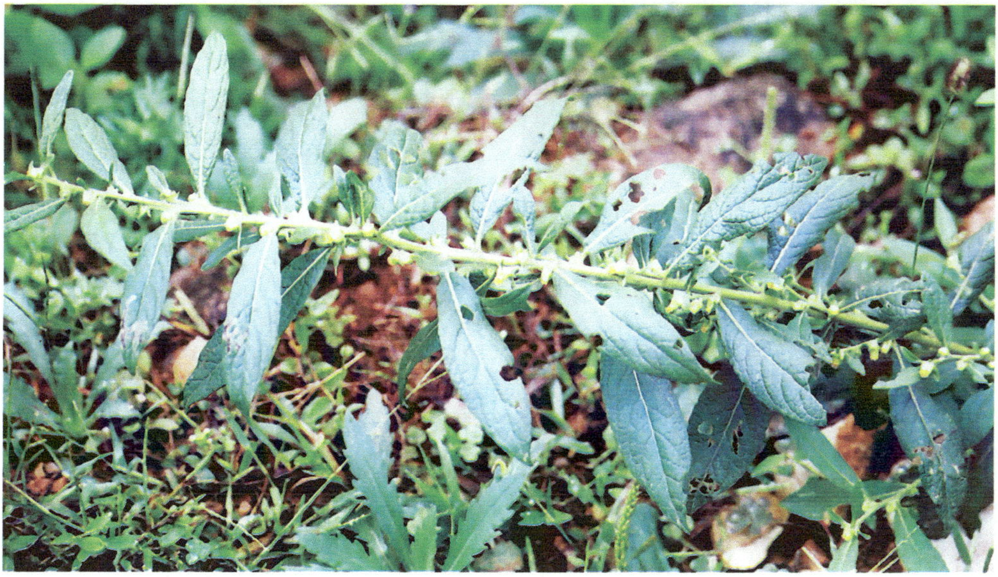

天花粉

来源及药用部位	葫芦科植物栝蒌 *Trichosanthes kirilowii* Maxim. 及中华栝蒌 *Trichosanthes rosthornii* Harms 的块根。
形态特征	中华栝蒌：多年生草质藤本。根粗壮。茎细长，具棱；卷须腋生，先端二歧。叶互生；叶片卵状浅心形，通常 3～7 深裂；裂片线状披针形或倒披针形，先端钝、急尖。花单性，雌雄异株。雄花 3～4 朵，排成总状花序；花冠白色，裂片细裂成流苏状；雌花单生于叶腋，子房椭圆形、绿色。果实椭圆形或圆形，熟时黄褐色或橙黄色。种子压扁，淡黄褐色，近边缘处具棱线。花期 5—8 月，果期 8—10 月。
性味功效	甘、微苦，微寒。清热生津，消肿排脓。
常用配方	①治热病伤津、口燥烦渴：天花粉 15 g，芦根、麦冬各 12 g，水煎服。②治阴虚内热、消渴多饮：天花粉 15 g，葛根、山药各 20 g，水煎服。③治消渴：天花粉、生山药各 30 g，生黄芪 25 g，知母、生鸡内金、葛根各 15 g，五味子 12 g，水煎服。④治痄腮：天花粉、绿豆各等份，共研细末，加入冷开水调成糊状，搽患处。

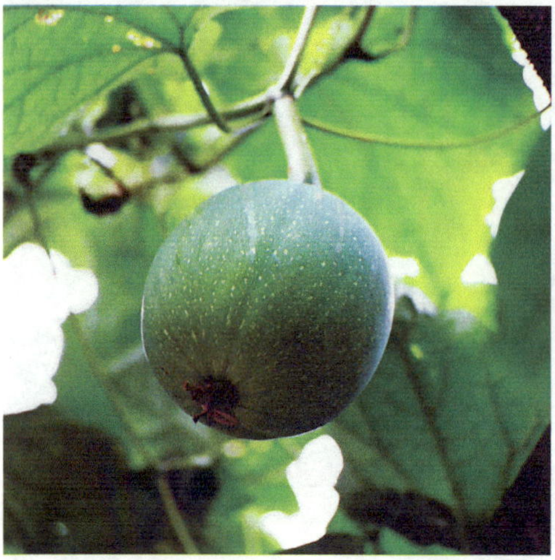

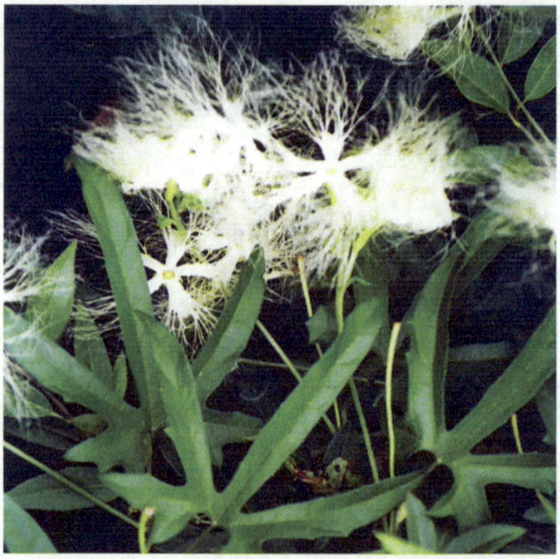

天竺黄

来源及药用部位	禾本科植物青皮竹 *Bambusa textilis* McClure 或华思劳竹 *Schizostachyum chinense* Rendle 竿内的分泌液干燥形成的块状物。
形态特征	青皮竹：植株密，丛生。竿直立，先端弓形或稍下垂；节间圆柱形，极延长；节明显；竿箨脱落性，坚硬，光亮，幼时被紧贴的柔毛，很快变秃净；箨耳小，矩圆形，两面被小刚毛；枝丛生，主枝极纤细，余者 3～4 枝中等，其他的更短。 华思劳竹：竿皮薄；节环不隆起；节间极细长，微具硅质，且贴生微毛；箨鞘口部的刚毛显著而发达；箨耳退化或近于退化。
性味功效	甘，寒。清热豁痰，凉心定惊。
常用配方	①治小儿痰热惊风：天竺黄 6 g，代赭石 10 g（研末），水煎服。②治痰热癫痫：天竺黄 6 g，郁金、白矾、僵蚕各 10 g，水煎服。③治中风痰热上壅、喉中痰鸣：天竺黄 6～10 g，石菖蒲、胆南星、牛黄各 6 g，研末，制丸服。④治痰热咳嗽：天竺黄 6 g，瓜蒌、浙贝母各 10 g，水煎服。

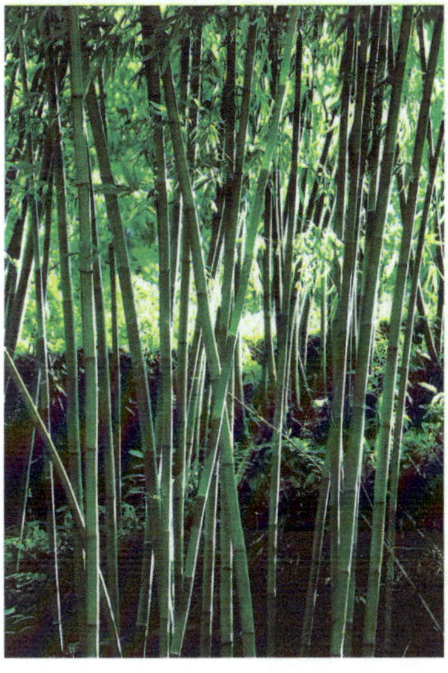

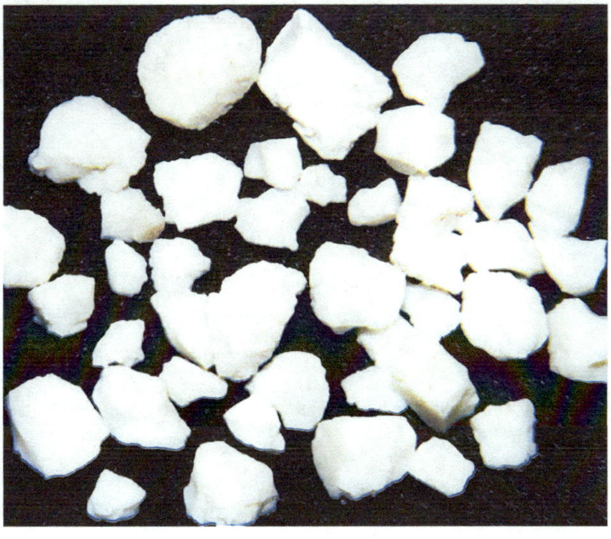

天胡荽（满天星、地星宿）

来源及药用部位	伞形科植物天胡荽 *Hydrocotyle sibthorpioides* Lam. 的全草。
形态特征	多年生小草本。茎细长匍匐，节上生根。单叶互生；叶柄细长；叶片圆形、肾形或五角形，不分裂或具 5 ~ 7 裂，基部深心形，上面有光泽，背面有疏毛。伞形花序单生于节上；苞片膜质，倒披针形；小花白色或绿白色；花瓣 5 枚。双悬果圆形或椭圆形。
性味功效	苦、辛，凉。清热利湿，解毒消肿。
常用配方	①治肝胆湿热黄疸：天胡荽 30 ~ 50 g，白糖 30 g，水、酒各半煎服。②治风火眼痛：天胡荽、旱莲草各等份，水煎后乘热熏眼，凉后内服。③治带状疱疹：鲜天胡荽适量，捣烂取汁，加适量雄黄末，涂于患处。④治跌打瘀肿：鲜天胡荽适量，捣烂，酒炒热，敷患处。

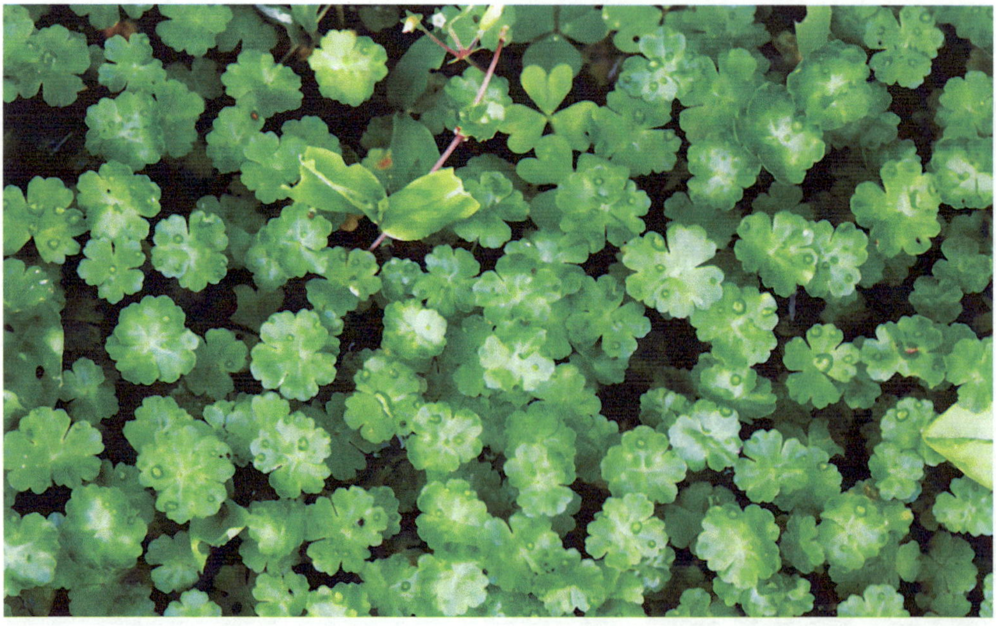

天胡荽金腰（大虎耳草）

来源及药用部位	虎耳草科植物天胡荽金腰 *Chrysosplenium hydrocotylifolium* Lévl. et Vant. 的全草。
形态特征	多年生草本，高约 25 cm。茎无叶，被褐色柔毛。叶基生；叶柄下部被褐色长柔毛；叶片近圆形，先端钝圆，基部肾形，边缘波状，具多数圆齿，两面具褐色斑点。多歧聚伞花序；花茎被褐色柔毛；苞叶阔卵形；花绿色；花萼扁圆；雄蕊 8 枚；子房近下位。蒴果先端近平截或微凹。种子黑褐色，卵球形。花期、果期 4—7 月。
性味功效	苦、辛，寒。祛风清热，活血解毒。
常用配方	①治皮肤瘙痒：天胡荽金腰 15 g，水煎服。②治疔疮：鲜天胡荽金腰适量，捣绒，敷患处。

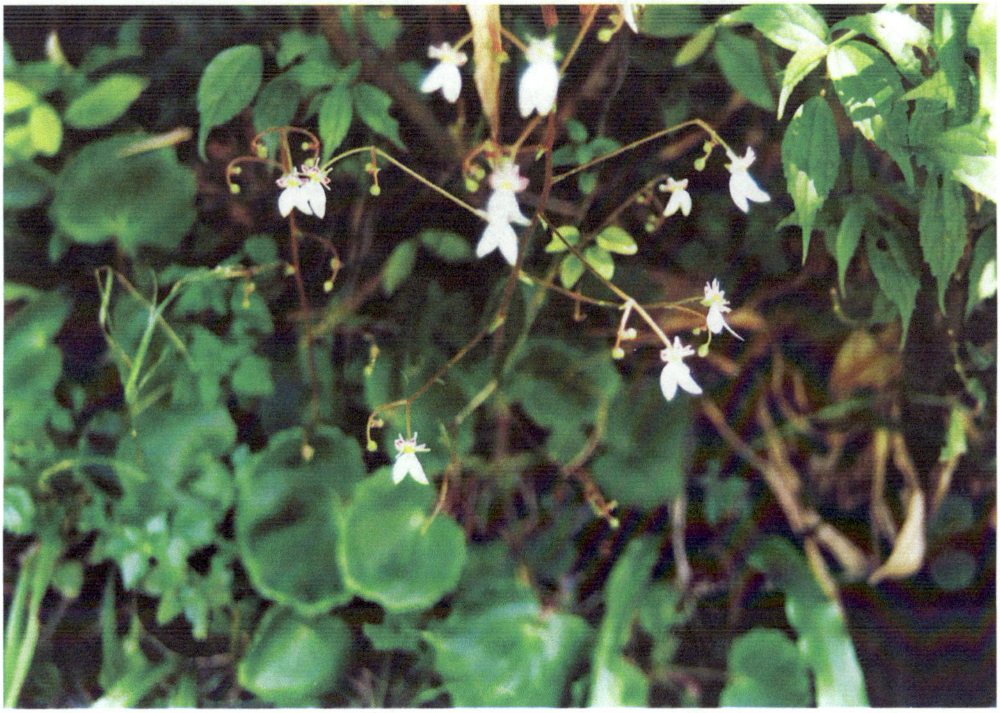

天南星

来源及药用部位	天南星科植物天南星 *Arisaema heterophyllum* Bl. 的块茎。
形态特征	多年生草本。块茎近圆球形。叶常单一；叶柄下部具叶鞘；叶片鸟足状分裂；裂片 11～19 枚，线状长圆形或倒披针形。花序柄自叶柄中部分出；佛焰苞绿白色；喉部截形、边缘外卷，缘部卵状披针形、淡绿色或淡黄色；肉穗花序与佛焰苞完全分离。果序近圆锥形，佛焰苞枯萎致果序裸露；浆果熟时红色。种子黄红色。花期 4—5 月，果期 6—9 月。
性味功效	苦、辛，温；有毒。燥湿化痰，祛风止痉，散结消肿。
常用配方	①治毒蛇咬伤：鲜天南星适量，捣烂，敷患处。②治风湿性关节炎疼痛、麻木：生天南星、生草乌、生川乌各等份，泡酒，搽患处。③治疮痈肿痛：天南星适量，磨醋，涂搽患处。④治咳嗽痰多：制天南星、法半夏、枳实各 10 g，水煎服。

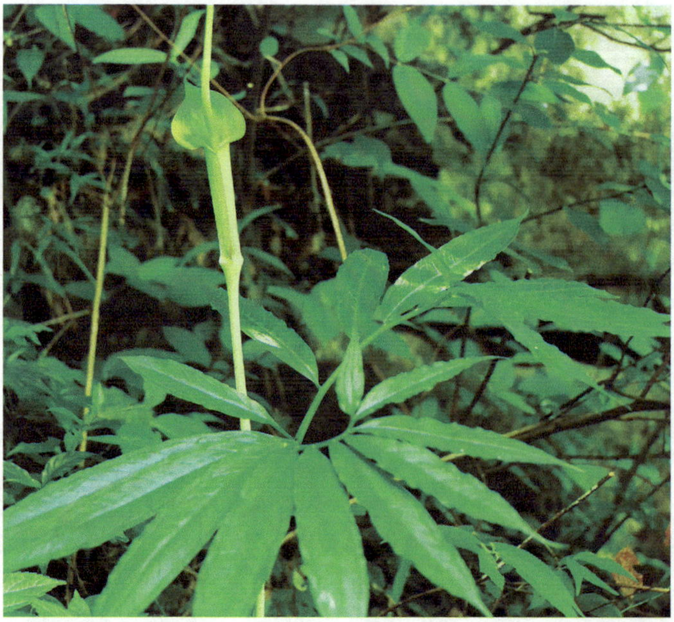

天 麻

来源及药用部位	兰科植物天麻 *Gastrodia elata* Bl. 的块茎。
形态特征	多年生寄生草本，高 60 ~ 100 cm。块茎椭圆形或卵圆形，横生，肉质。茎圆柱形，黄褐色，节上具鞘状鳞片。总状花序顶生；苞片披针形；花淡绿黄色或肉黄色；唇瓣白色、3 裂，中裂片舌状、上部反曲；子房倒卵形，子房柄扭转。种子多而细小。花期 6—7 月，果期 7—8 月。
性味功效	甘，平。息风止痉，平肝，定惊，祛风通络。
常用配方	①治头晕、头痛：天麻 15 g，水煎服；或天麻 15 g，川芎 60 g，共研末，炼蜜为丸，每丸重 5 g，饭后服 1 丸。②治肝阳上亢引起的眩晕：夏枯草 50 g，白茅根 25 g，天麻 5 g（研末），先用夏枯草、白茅根煎汤，再用药液送服天麻粉末。③治头痛久不愈：板蓝根 15 g，天麻 9 g，蔓荆子 13 g，川芎 9 g，木贼 9 g，黑大豆 30 g（炒半熟），共研细末，每次 9 g，用水冲服。

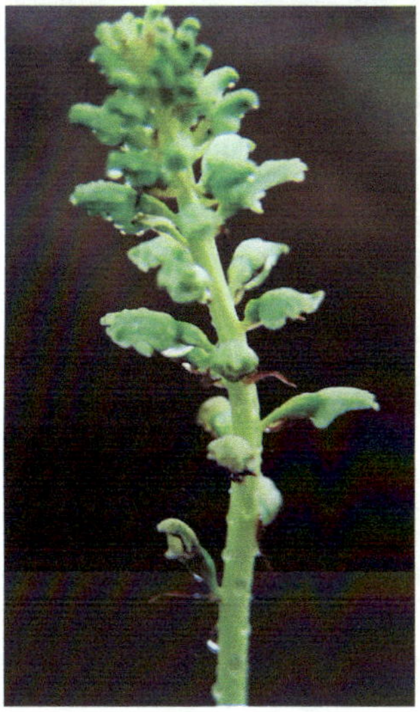
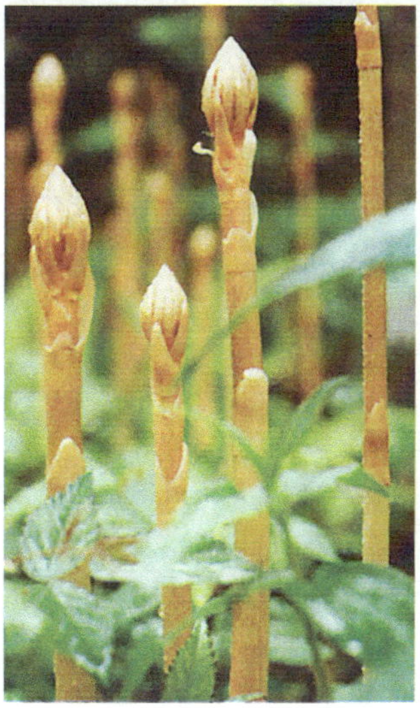
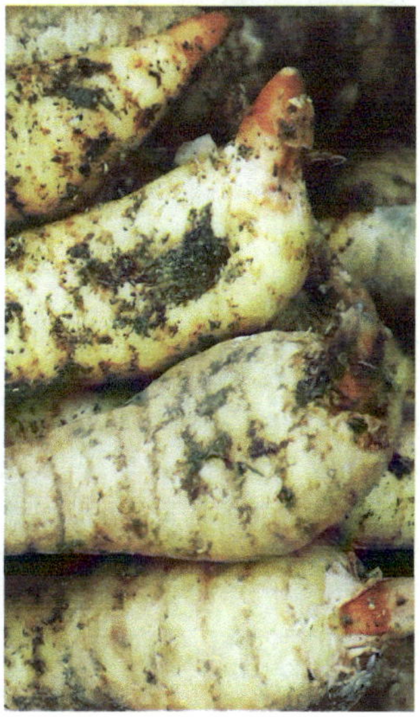

天葵子（千年耗子屎、紫背天葵）

来源及药用部位	毛茛科植物天葵 *Semiaquilegia adoxoides* (DC.) Makino 的块根。
形态特征	多年生小草本。块根外皮棕黑色。茎直立，上部有分枝。基生叶为三出复叶；小叶扇状菱形或倒卵状菱形，3 深裂；深裂片又作 2～3 圆齿状缺刻裂，下面常带紫色 。单歧或二歧聚伞花序；萼片 5 枚，花瓣状，狭椭圆形，白色，常带淡紫色。果 3～4 枚。种子多数，卵状椭圆形。
性味功效	甘、苦，寒。清热解毒，活血散瘀止痛，消痰散结，利水消肿。
常用配方	①治瘰疬：天葵子 10 g，虾脊兰 20 g，水煎服。②治哮喘：天葵子、地蜂子各等份，研末，每次服 2 g。③治腰痛：天葵子适量，切细，热水吞服 3 g。④治疔疮：天葵子、紫花地丁各适量，捣烂，敷患处。

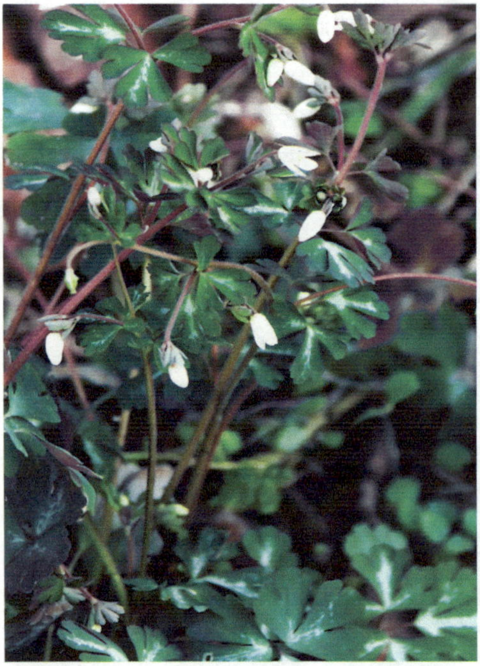

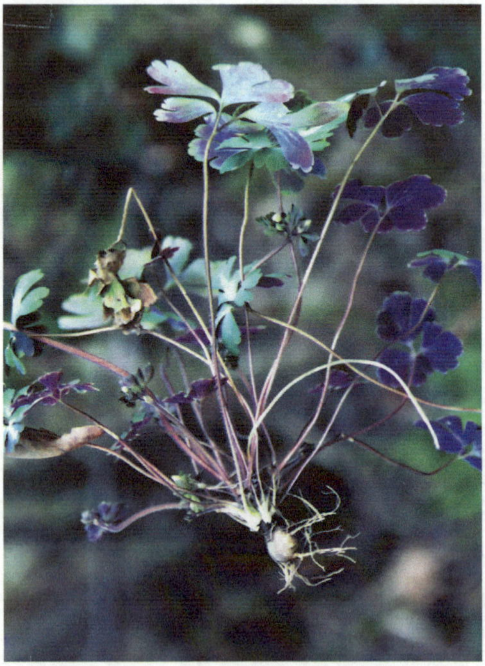

元宝草（对月莲）

来源及药用部位	藤黄科植物元宝草 *Hypericum sampsonii* Hance 的全草。
形态特征	多年生草本，高约 60 cm，光滑无毛。茎直立，有分枝，圆柱形。叶对生；叶片长椭圆状披针形，先端钝圆，全缘，两叶基部联合为一体并有茎贯穿其中，密生黑色腺点。聚伞花序顶生；花小，黄色；萼片 5 枚；花瓣 5 枚。蒴果卵圆形，具赤褐色腺点。花期 6—7 月。
性味功效	辛、苦，寒。活血调经，散瘀消肿。
常用配方	①治月经不调：元宝草、对叶莲各 10 g，水煎服。②治痛经、闭经：元宝草、马蹄当归各 20 g，甜酒水煎服。③治吐血、衄血：元宝草、地锦、梧桐子各 15 g，水煎服。④治蛇咬伤：元宝草、蜂斗菜各适量，捣烂，敷患处。⑤治疮痈：元宝草适量，捣烂，敷患处。

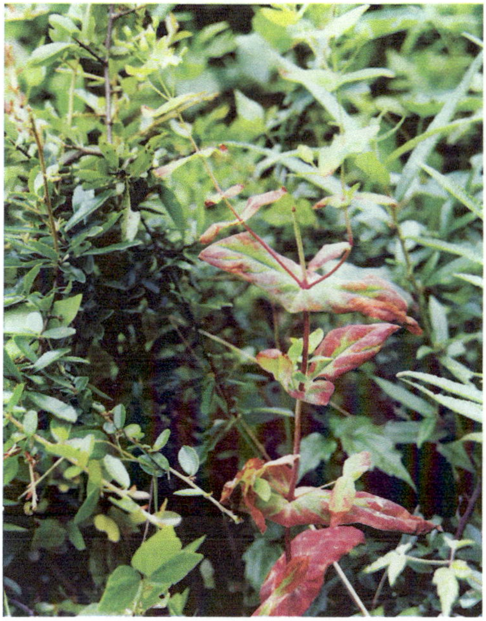

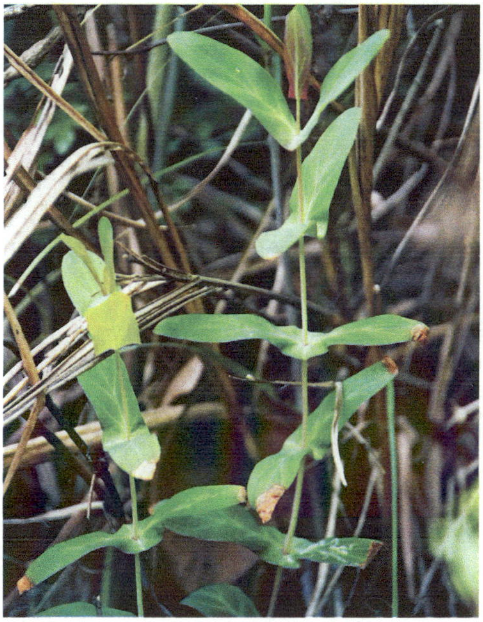

无花果

来源及药用部位	桑科植物无花果 *Ficus carica* L. 的果实、叶。
形态特征	落叶灌木或乔木，高达 12 m。分枝多。单叶互生；叶柄长；叶片厚膜质，宽卵形或矩圆形，掌状 3 ~ 5 裂，边缘波状或有粗齿，上面粗糙，下面生短毛。花序托单生于叶腋，梨形，肉质，有短梗，成熟时紫黑色；花单性，雌雄异株，隐生于内；雄蕊 1 ~ 5 枚；雌花生另一花序托内，花被 5 枚，柱头 2 裂。
性味功效	果实：甘，凉。健脾益胃，润肺止咳，解毒消肿。叶：微辛，平。清热解毒，祛湿消肿。
常用配方	①治小儿消化不良引起的腹泻：鲜无花果叶 15 ~ 18 g（或干品 9 g），水煎，加适量红糖服。②治肺热咳嗽：无花果叶、蜡梅花各 10 g，水煎服。③治风热咽痛干痒：无花果、麦冬、甘草、桔梗各 10 g，水煎取液，慢咽。④治脓疱疮：鲜无花果叶 50 g，水煎取稠汁，用棉签蘸取药汁涂抹患处。

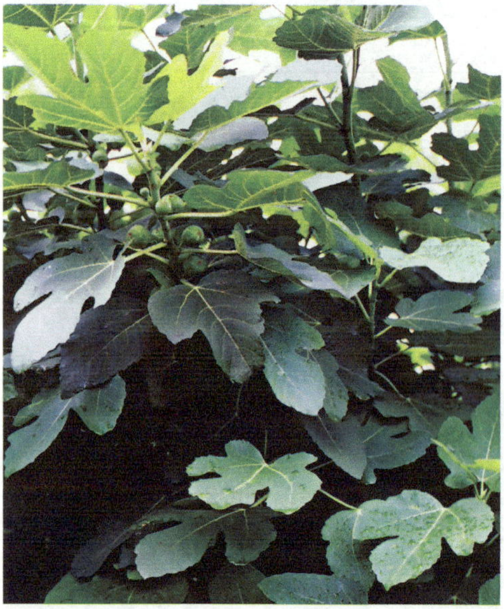

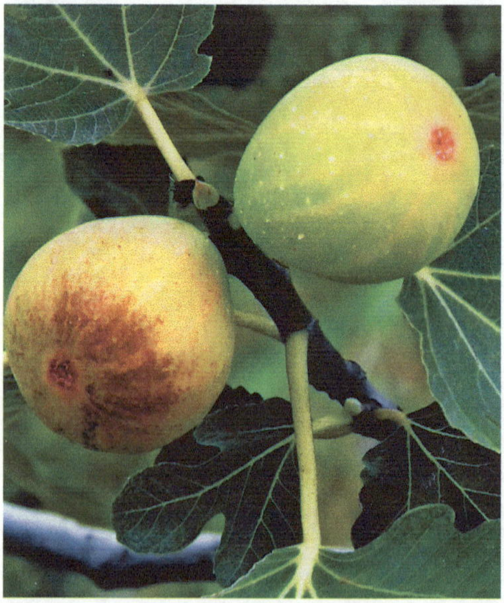

无患子

来源及药用部位	无患子科植物无患子 *Sapindus mukorossi* Gaertn. 的种子。
形态特征	乔木，高 10～15 m。小枝密生皮孔。双数羽状复叶；小叶 8～12 枚；叶片，卵状披针形至长椭圆形，顶端渐尖，基部宽楔形，两侧不等齐，全缘，无毛或仅在背面中脉上有微毛。圆锥花序顶生，主轴和分枝有绒毛；花小；萼片 5 枚，边缘有小睫毛；花瓣 5 枚，其瓣柄内侧有被长柔毛的鳞片 2 枚。核果球形，熟时淡黄色，由子房的 1 室发育而成，未发育的部分残留基部。种子球形，黑色，坚硬。花期 5—6 月，果期 10 月。
性味功效	苦、辛，寒；有毒。清热，祛痰，消积，杀虫。
常用配方	①治哮喘：无患子适量，火煅研末，热水冲服，小儿每次 0.6 g，成人每次 6 g。②治牙龈肿痛：无患子 30 g，大黄、香附各 30 g，盐 15 g，共煅研为末，每日取适量涂搽痛处。

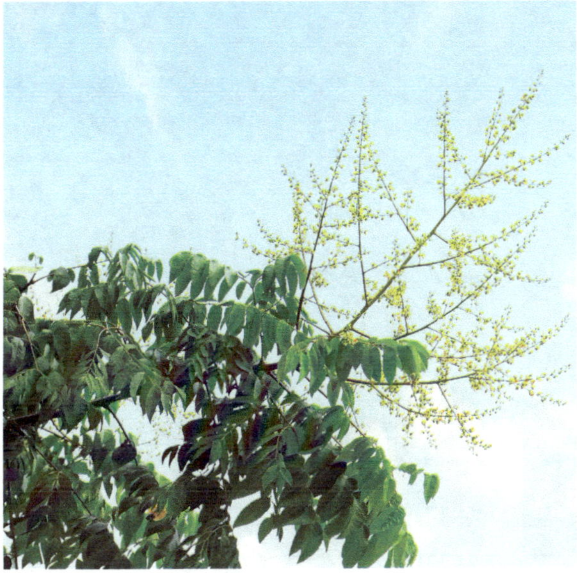

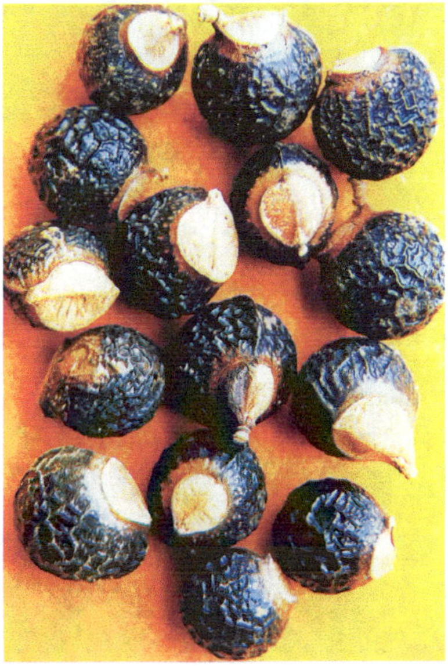

无患子皮（油皂角）

来源及药用部位	无患子科植物无患子 *Sapindus mukorossi* Gaertn. 的果皮。
形态特征	见“无患子”。
性味功效	苦，平；有毒。清热化痰，止痛，消积。
常用配方	①治喉痹肿痛：无患子皮 60 g，蜂蜜 120 g，共浸泡半个月后，每日用 2～3 粒，每次半粒含咽。②治虫积食滞：无患子皮 9 g，水煎服。③治虫蛇咬伤或无名肿毒：无患子皮适量，捣烂，水调后敷患处。

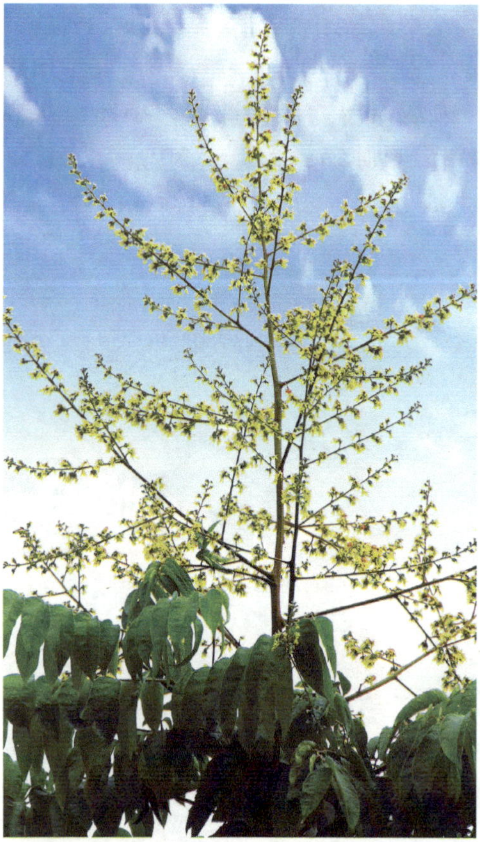

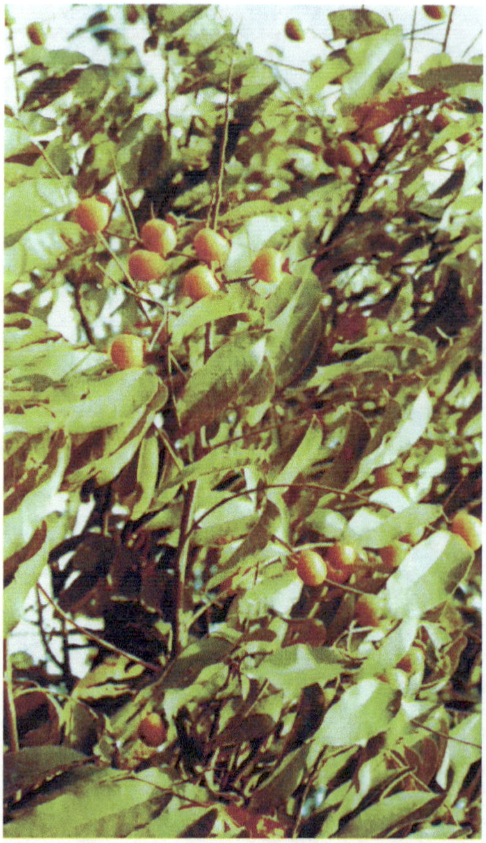

云木香（木香）

来源及药用部位	菊科植物木香 *Aucklandia lappa* Decne. 的根。
形态特征	多年生草本，高 100～200 cm。主根粗壮，圆柱形，具特殊香气。基生叶具翅状羽裂的长柄；叶片三角状卵形或长三角形，叶缘浅裂或波状；茎生叶阔椭圆形，基部下延成具翅的柄或无柄。头状花序单生或数个丛生于茎顶；花筒状，暗紫色；雄蕊 5 枚；子房下位。瘦果线形。花期 7—8 月，果期 8—10 月。
性味功效	苦，寒。行气止痛，解毒，辟秽，消肿。
常用配方	①治肝胃气滞、胸胁胀痛、脘腹疼痛：云木香适量，制成散剂服。②治腹胀、腹痛：香附、云木香各等量，共研末，每次吞服 2 g。③治痢疾腹痛、里急后重：云木香、委陵菜、鸡屎藤各 10 g，黄连 3 g，水煎服。④治饮食积滞腹痛：云木香 10 g，炒山楂、炒麦芽、炒神曲各 12 g，水煎服。

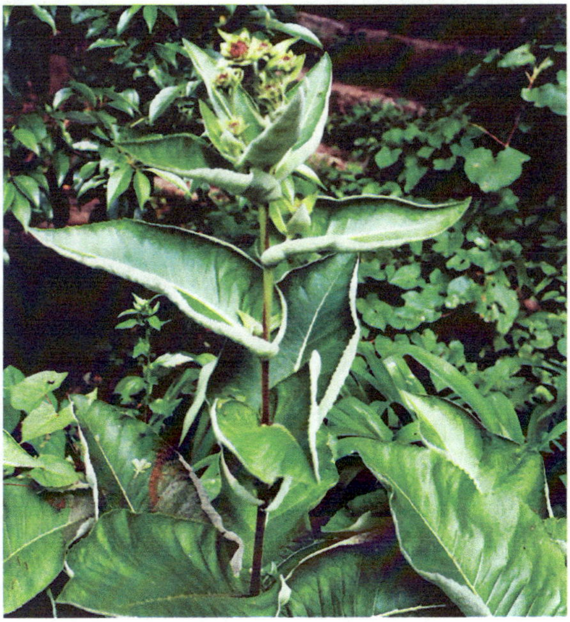

云　母

来源及药用部位	硅酸盐类矿物白云母 Muscovite 的矿石。
形态特征	晶体通常呈板状或块状，外观作六方形或菱形，有时单体呈锥形柱状，柱面有明显横条纹。一般为无色，有时带轻微的浅黄色、浅绿色、浅灰色等，条痕白色。玻璃光泽，透明至半透明；硬度 2～3，比重 2.76～3.10。
性味功效	甘，温。纳气坠痰，止血敛疮。
常用配方	①治痰饮头痛、往来寒热：云母粉 60 g，常山 30 g，捣筛为散，温水送服。②治小儿赤白痢及水痢：云母 15～18 g，研粉，用白粥调后空腹食之。③治金疮、一切恶疮：云母适量，研末，涂患处。

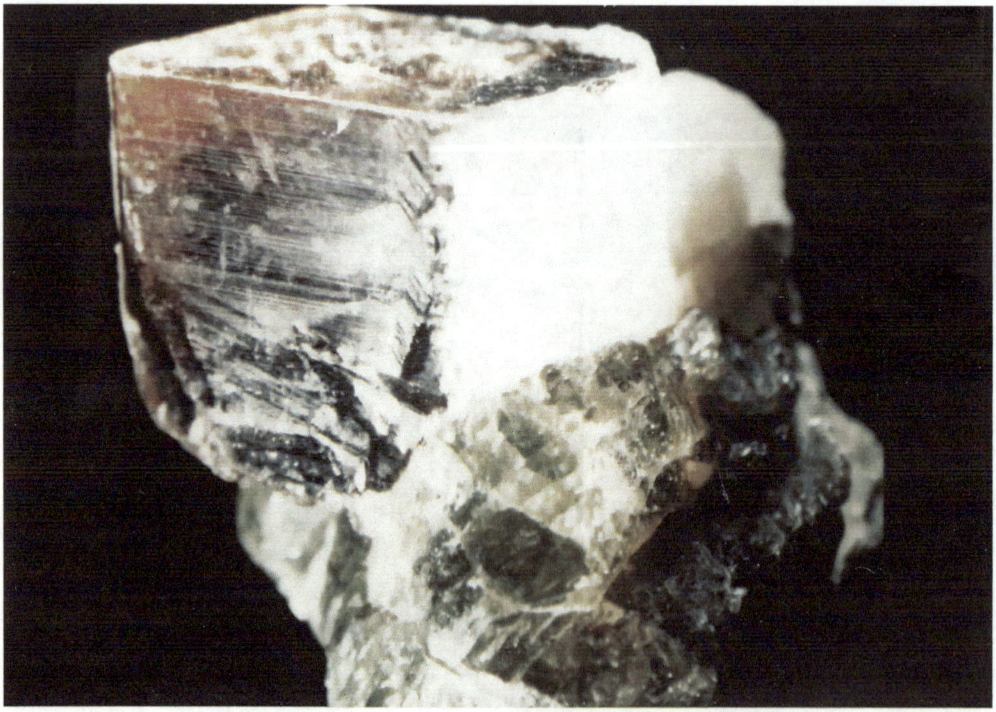

云芝（杂色云芝、瓦菌）

来源及药用部位	多孔菌科真菌彩绒革盖菌 *Coriolus versicolor* (L. ex Fr.) Quel. 的干燥子实体。
形态特征	腐生性真菌。子实体半圆伞状，硬木质，深灰褐色，外缘有白色或浅褐色边，无柄，有环状棱纹和辐射状皱纹。菌盖长有短毛。菌盖下色浅，有细密管状孔洞，内生孢子，管口面白色、淡黄色。孢子圆柱形，无色。云芝覆瓦状排列，相互连接。
性味功效	甘、淡，微寒。健脾利温，止咳平喘。
常用配方	①治乙型肝炎：云芝 15 g，广金钱草 30 g，青刺尖 20 g，水煎服。②治慢性肝炎：云芝、大乌泡根、三角风各 30 g，水煎服。③治咳嗽：云芝、岩豇豆各 30 g，水煎服。

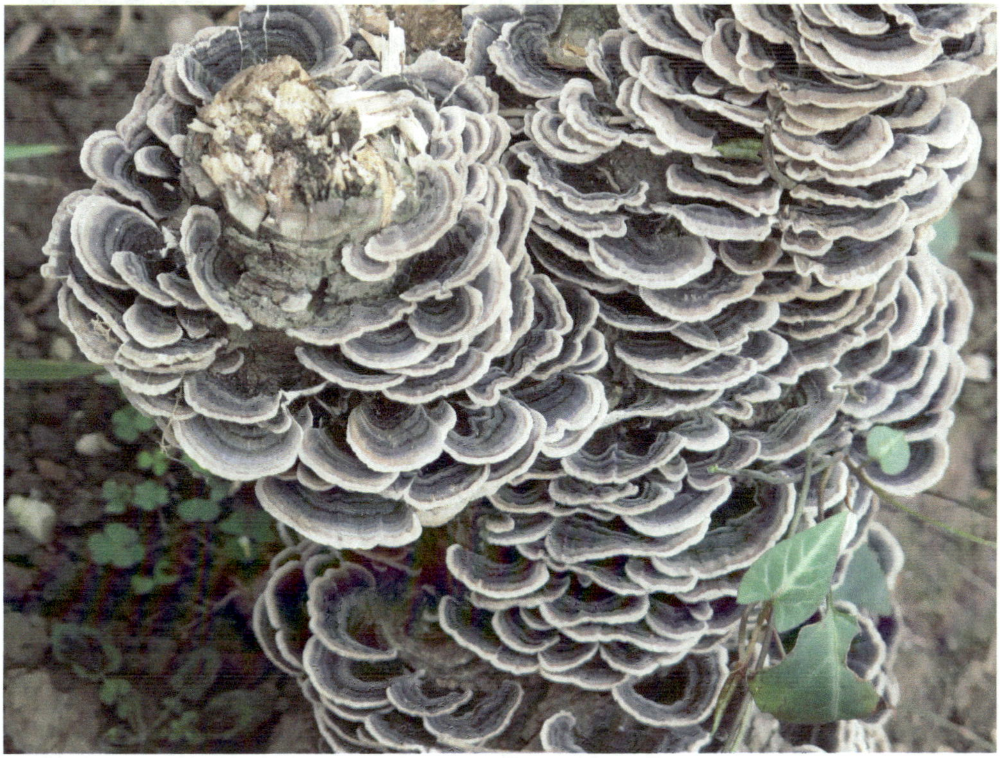

云防风

来源及药用部位	伞形科植物松叶西风芹 *Seseli yunnanense* Franch. 的根。
形态特征	多年生草本，高 30 ~ 100 cm。主根粗壮，圆柱形，具特殊香气。茎有细条纹。叶二回或三回成三数分裂；裂片线性或线状披针形；中部以上茎生叶有叶鞘。伞形花序；花序柄延长，坚硬；无总苞或仅有叶状总苞 1 枚；伞辐长短不一；萼缺；花冠黄色。果卵形。花期 7—8 月，果期 8—10 月。
性味功效	辛、微甘，微温。祛风解表，止痉，胜湿，止痛。
常用配方	①治风邪伤表、恶寒身痛：云防风、荆芥、葛根各 12 g，水煎服。②治风湿痹病：云防风、茜草、苍术、老鹳草各 15 g，白酒 1 kg，共浸泡 1 周，每次服 10 ~ 15 mL，每日 3 次。③治口眼㖞斜：蜈蚣 2 条（研末），云防风 30 g，水煎云防风后取液送服蜈蚣末，每日 1 剂，晚饭后服。药后避风寒。④治偏头痛：云防风、白芷各 120 g，研末，炼蜜为丸如弹子大，食后服 1 丸。

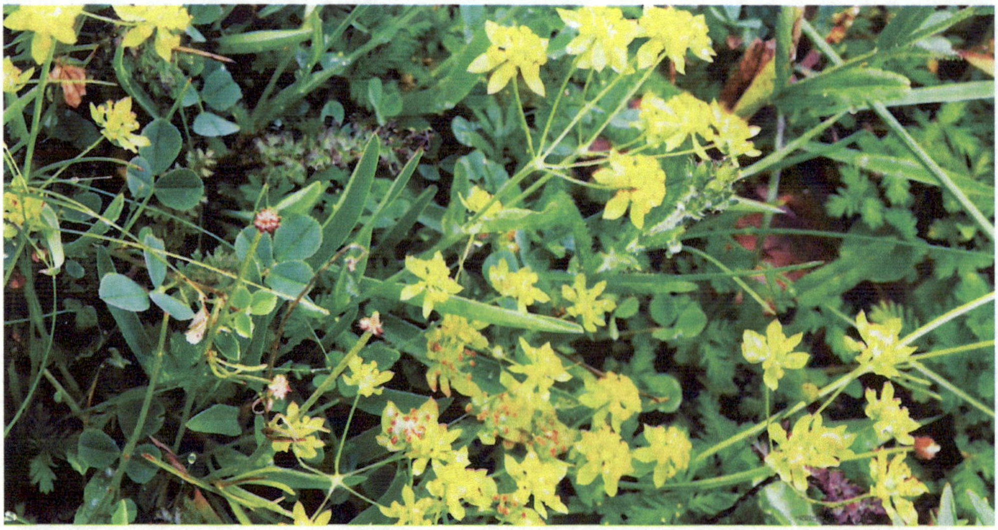

云实（阎王刺）

来源及药用部位	豆科植物云实 *Caesalpinia sepiaria* Roxb. 的种子、根。
形态特征	攀缘性落叶灌木。干皮密生倒钩刺。裸芽叠生。枝、叶轴及花序密生灰色或褐色柔毛。二回羽状复叶；复叶羽片 3 ~ 10 对；有叶柄；每羽片有小叶 7 ~ 15 对；叶片长圆形，先端近圆形，基部圆钝，两面有柔毛、后脱落。总状花序顶生，花亮黄色；萼片 5 枚；花瓣 5 枚；雄蕊 10 枚，分离；子房上位，1 室。荚果近木质，栗色，无毛。种子 6 ~ 9 粒，长圆形，褐色。花期 4—5 月，果期 9—10 月。
性味功效	辛，温。清热除湿，发表散寒，透疹。
常用配方	①治感冒：云实、马鞭草、鱼鳅串各 10 g，水煎服。②治关节疼痛：云实 20 g，野绿豆根 15 g，水煎服，并取煎液洗患处。③治疟疾：云实 10 g，水煎服。④治痢疾：云实 10 g，红糖 15 g，水煎服。⑤治麻疹不透：云实 6 g，水煎服。

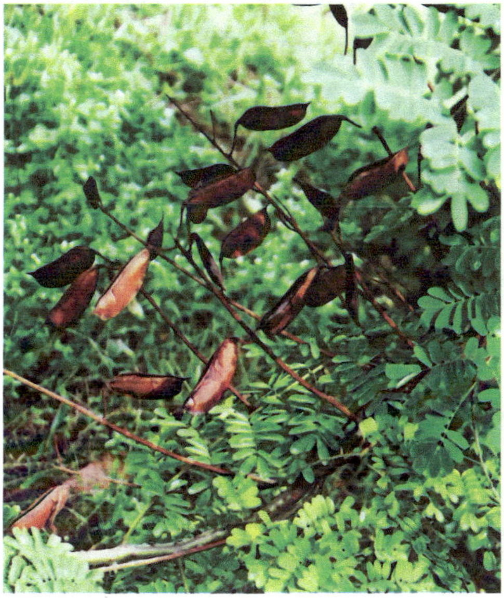
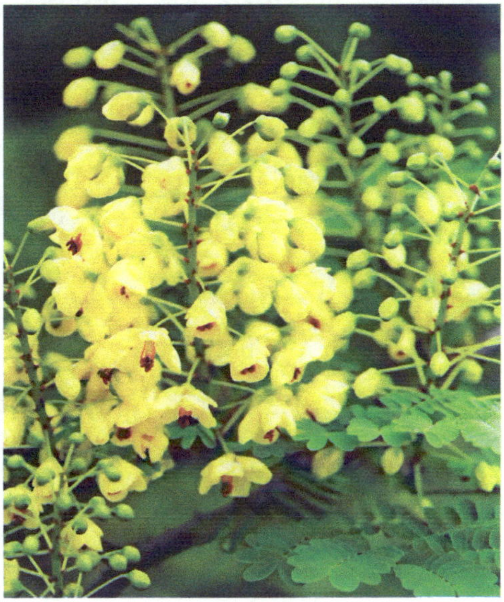

云南松（黄松）

来源及药用部位	松科植物云南松 *Pinus yunnanensis* Franch. 的枝干结节或种仁。
形态特征	常绿乔木，高达 30 m。树皮幼时红褐色，渐老成灰褐色，深纵裂并呈片状剥落。枝轮生状。冬芽粗大，圆锥状卵形至圆柱形，红褐色。鳞片披针形。叶针形，3 枚一束，边缘及中肋有细锯齿；叶鞘永存。雄球花序聚生于当年生小枝下部，黄色，圆柱形；雌球花序单生，近于幼枝顶端。松球果卵状圆柱形或椭圆状圆锥形，成熟时咖啡色。种子卵圆形或椭圆形，黄褐色。花期 3—4 月，果期 11—12 月。
性味功效	松节：苦，温。祛风除湿，舒筋通络。种仁：甘、微苦，平。润肠通便，润肺止咳。
常用配方	①治风湿痹病引起的腰腿痿软或疼痛：云南松节、羌活、独活、川芎各 15 g，白酒 1000 mL，共浸泡 1 周，每次饮 10 ~ 15 mL，每日 3 次。②治跌打损伤：云南松节 150 g，泡酒，每日 15 mL，分次服用；另取药酒搽患处。③治胃脘气滞胀痛：云南松节、香附各适量，共研末，每次 3 ~ 5 g，热水吞服。④治肺燥咳嗽、痰少而黏：云南松子仁适量，研末，蜂蜜调服。

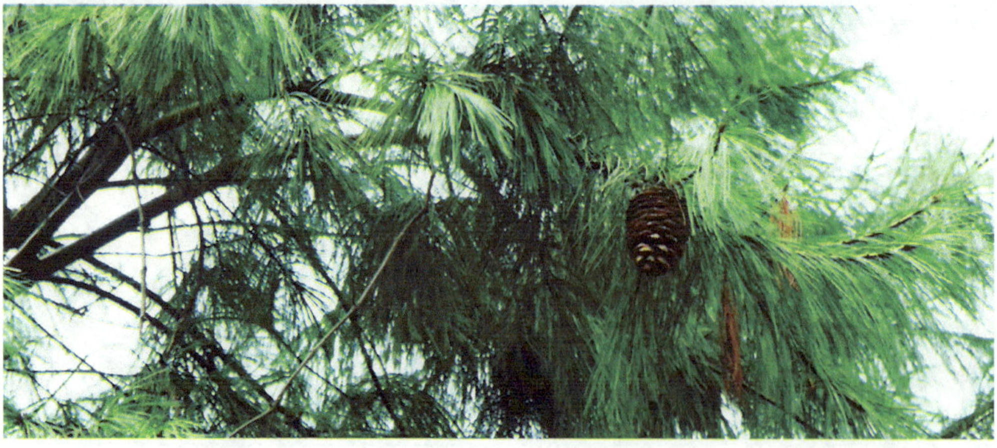

云南重楼

来源及药用部位	百合科植物滇重楼 *Paris polyphylla* var. *yunnanensis* (Franch.) Hand. -Mazz. 的根茎。
形态特征	多年生草本，高 30～80 cm，全株光滑无毛。根茎肥厚，结节明显。茎单一，青紫或紫红色。叶 6～10 枚轮生；叶片披针形、卵状长圆形至倒卵形。花单生于茎端；外轮花被片绿色，内轮花被片黄色；雄蕊 8～10 枚，排成 2～3 轮；花丝比花药短。花期 6—7 月，果期 9—10 月。
性味功效	苦，微寒；有小毒。清热解毒，消肿止痛。
常用配方	①治跌打伤痛：云南重楼 10 g，独定子 10 g，水煎服。②治痄腮、乳痈：云南重楼适量，磨醋，搽患处。③治胃痛：云南重楼、蒲公英根各等份，研末，每次吞服 2 g。

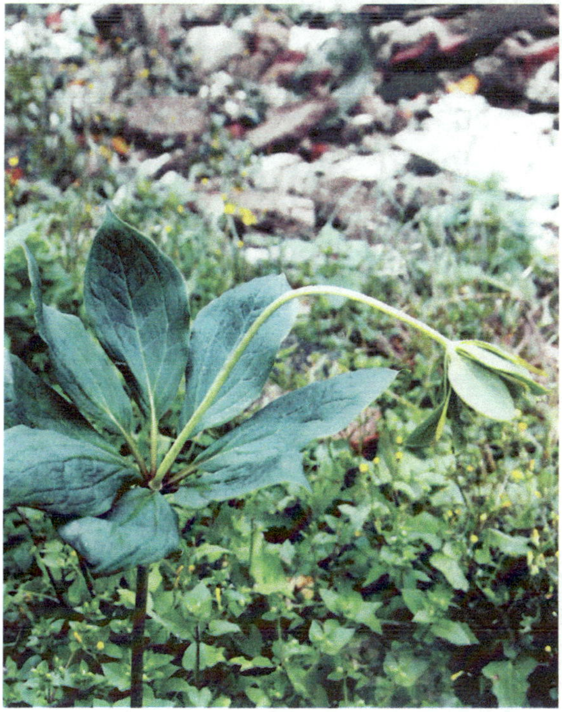

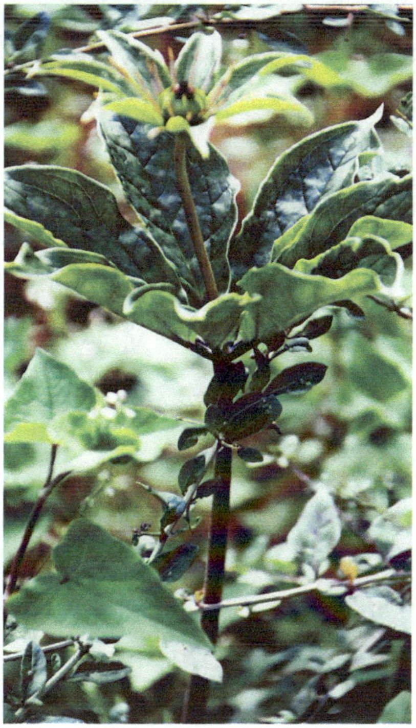

云南独蒜兰

来源及药用部位	兰科植物云南独蒜兰 *Pleione yunnanensis* (Rolfe) Rolfe 的块茎。
形态特征	宿根草本，高 15～25 cm。块茎肥厚，角状卵圆形，白色。叶片卵状披针形，花后自根茎生出，基部抱花茎，全缘。单花，顶生，桃红色；唇瓣 3 裂，中裂片楔形，顶端稍凹缺，内有 2～5 条近全缘的褶片。蒴果。种子微细。
性味功效	甘，微寒。补肺，止咳化痰，止血生肌。
常用配方	①治新久咳嗽：云南独蒜兰 3 g，研末，蜂蜜调服。②治疮痈红肿疼痛：鲜云南独蒜兰，捣烂，敷患处。

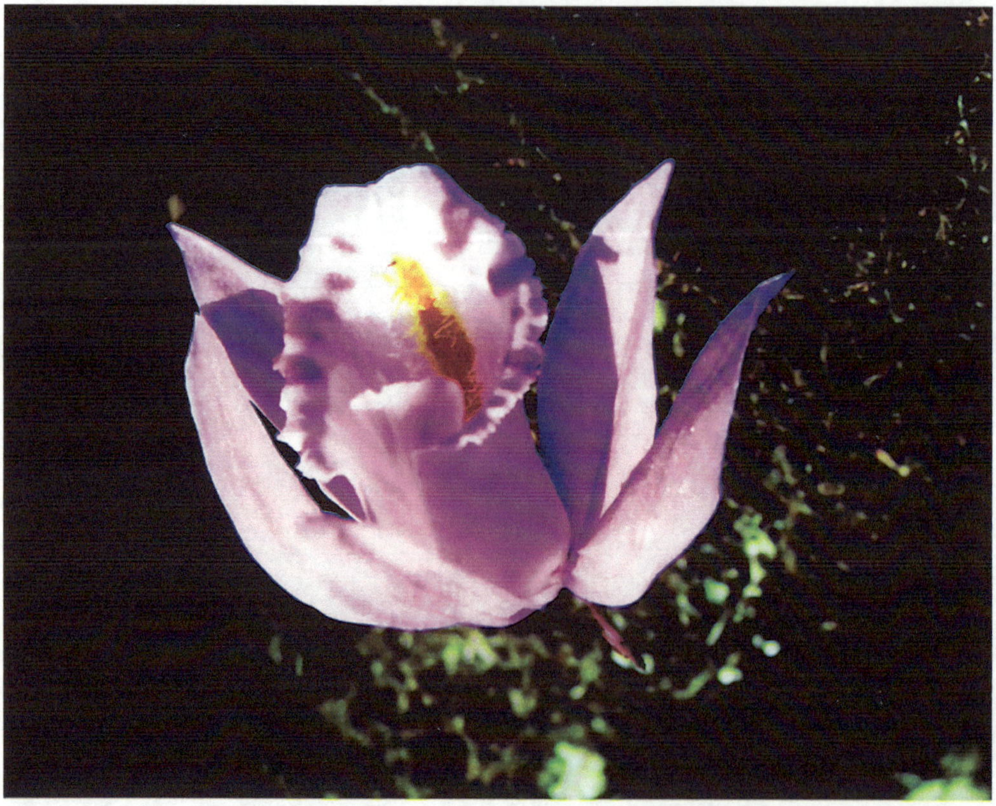

云南萝芙木

来源及药用部位	夹竹桃科植物云南萝芙木 *Rauvolfia yunnanensis* Tsiang 的根、茎叶。
形态特征	灌木。除花冠内面被长柔毛外，其余皆无毛。茎麦色或灰白色，被稀疏皮孔。叶轮生或对生；叶片膜质，椭圆形或披针状椭圆形，先端长渐尖，基部楔形；侧脉 12 ~ 17 对。聚伞花序；花稠密；花萼钟状，裂片 5 枚；花冠白色，花冠筒中央膨大，裂片 5 枚、广卵形；雄蕊 5 枚；子房由 2 枚离生的心皮组成。核果红色，扁平，椭圆形。花期 3—12 月，果期 5 月至翌年春季。
性味功效	苦，寒。清降肝火，解毒杀虫。
常用配方	①治肝阳上亢引起的眩晕、失眠：云南萝芙木生物碱制成的片剂，每日服 6 ~ 15 mg。②治湿疹、荨麻疹引起的皮肤瘙痒：云南萝芙木生物碱制成的片剂，每日服 4 ~ 8 mg。

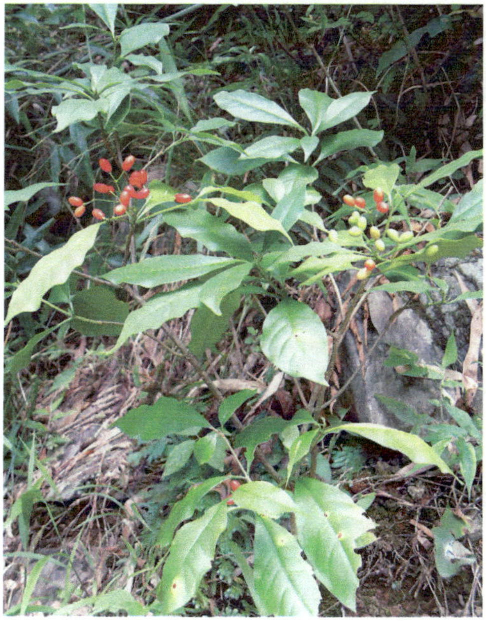

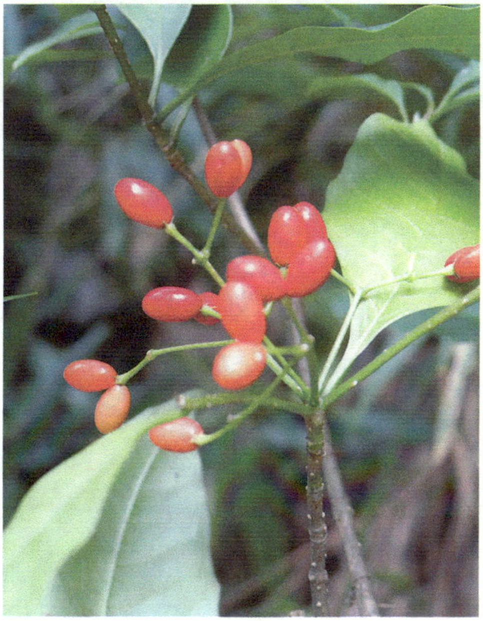

木天蓼

来源及药用部位	猕猴桃科植物葛枣猕猴桃 *Actinidia polygama* (Sieb. et Zucc.) Maxim. 的枝叶或果实。
形态特征	落叶缠绕藤本，高可达 5 m。老枝无毛，有灰白色小皮孔；髓大，白色，实心。叶互生；叶片膜质，先端渐尖，基部圆形或楔形。花通常单一，腋生，白色而芳香；萼片 5 枚；花瓣 5 枚；雄蕊多数；雌蕊 1 枚。浆果黄色，熟时变橘红色，卵圆形，先端喙状。种子多数，淡褐色。花期 6 月，果期 9—10 月。
性味功效	辛，温；有小毒。祛风除湿，温经止痛。
常用配方	①治大风疾：木天蓼（去粗皮、锉碎）120 g，水煎去渣，以药液煮糯米为粥，空腹服下。服药期间避风。②治气痢：鲜木天蓼适量，曝干，捣为末，取 3 g，饭前用粥调下。

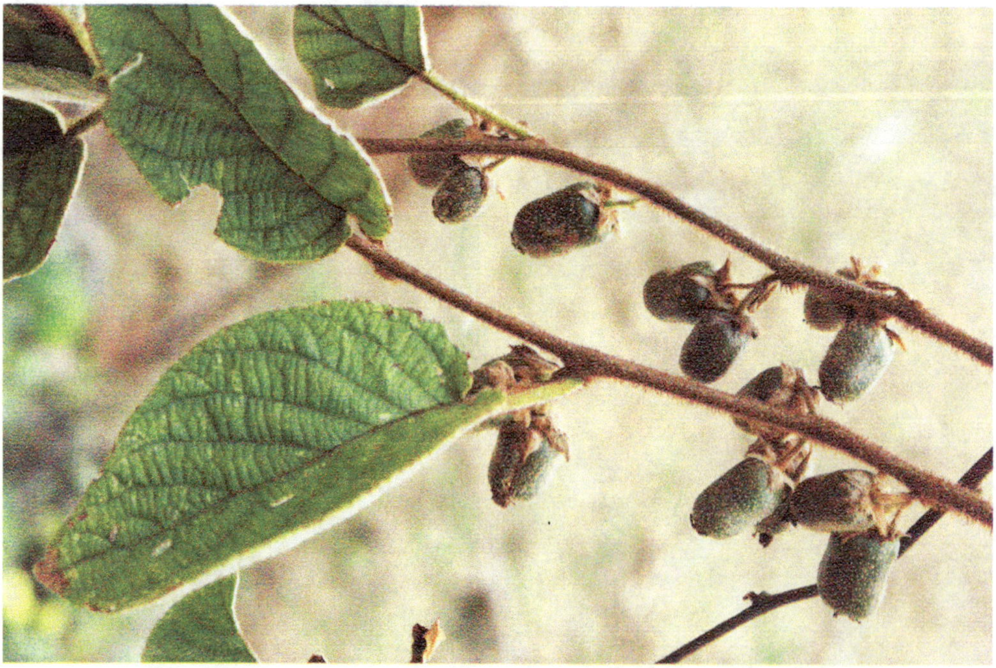

木瓜（皱皮木瓜）

来源及药用部位	蔷薇科植物贴梗海棠 *Chaenomeles speciosa* (Sweet) Nakai 的近成熟果实。
形态特征	落叶灌木，高约 2 m。枝条直立展开，有刺，圆柱形，紫褐色。叶片卵形至椭圆形，基部楔形至宽楔形，边缘有尖锐锯齿；托叶大，草质。花先叶开放，2~3 朵簇生于二年生老枝上；萼筒钟状，萼片直立；花瓣倒卵形或近圆形，猩红色；雄蕊 40~50 枚；花柱 5 枚。果实球形或卵球形。花期 3—5 月，果期 9—10 月。
性味功效	酸，温。舒筋活络，和胃化湿。
常用配方	①治风湿痹痛、筋骨拘挛：木瓜 10 g，独活、威灵仙各 12 g，水煎服。②治寒湿脚气：木瓜 12 g，紫苏叶、吴茱萸、生姜各 6 g，水煎服。③治痢疾转筋：木瓜 10 g，黄连、吴茱萸各 6 g，苡仁 20 g，水煎服。

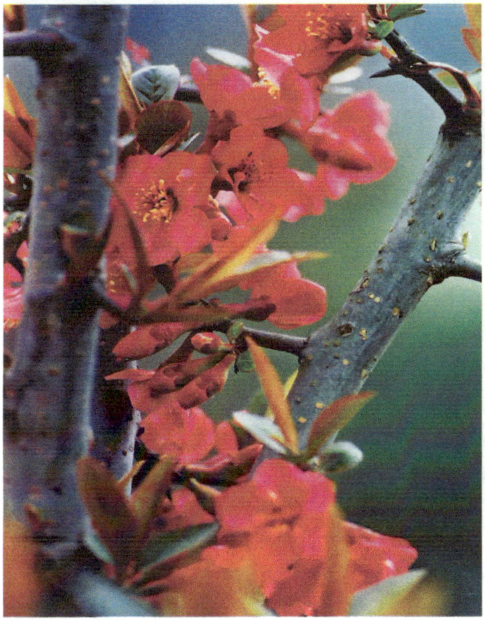

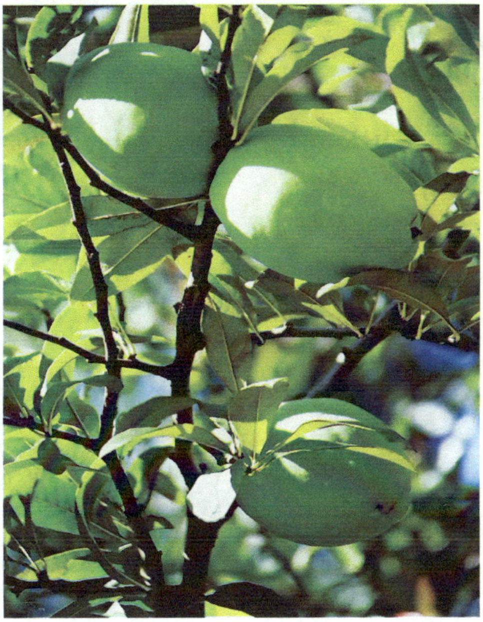

木 耳

来源及药用部位	木耳科植物木耳 *Auricularia auricula* (L.) Underw. 的子实体。
形态特征	子实体略呈人耳形，直径约 10 cm。内面灰黑色或灰褐色，整体平滑，密生柔软短毛。湿润时呈胶质，半透明；干燥时革质。不同大小的子实体簇生。
性味功效	甘，平。益气强身，活血止血，止痛。
常用配方	①治肺热咯血：木耳、白及各 30 g，水煎服。②治便秘：木耳 20 g，土大黄 10 g，水煎服。③治感冒咳嗽：木耳、虎耳草、五匹风各 20 g，水煎服。④治痔疮疼痛：木耳、铁包金各适量，水煎，洗患处。

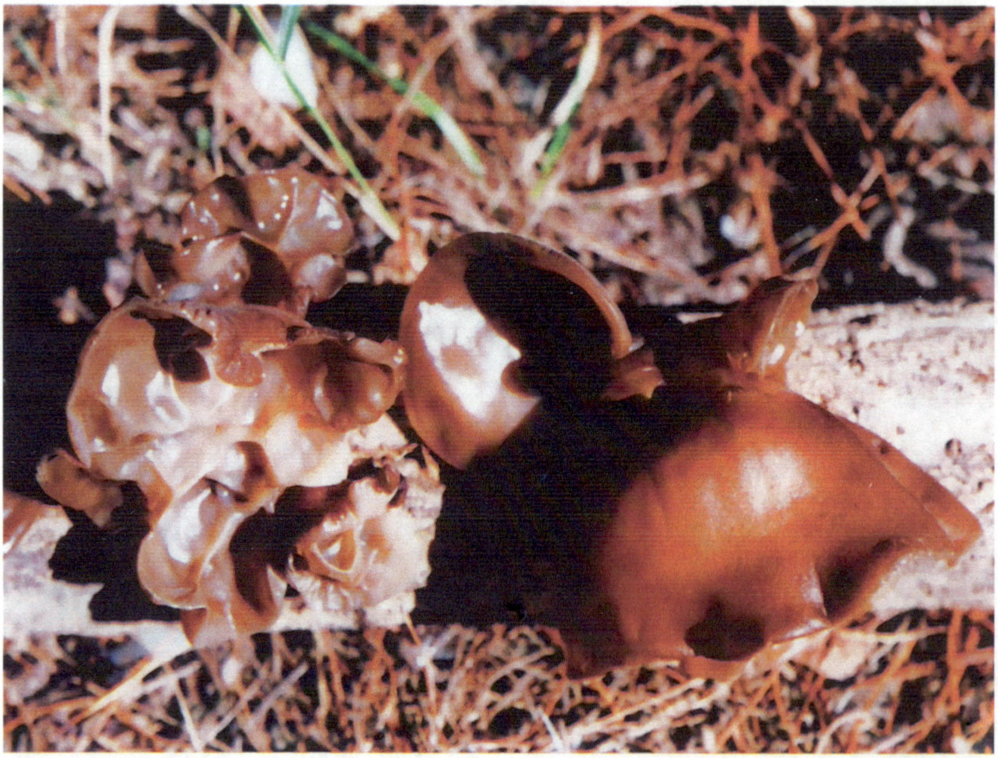

木防己

来源及药用部位	防己科植物木防己 *Cocculus orbiculatus* (L.) DC. 的根。
形态特征	木质藤本。嫩枝密被柔毛；老枝近无毛，表面具直线纹。单叶互生；叶柄被白色柔毛；叶片纸质或近革质，线状披针形、卵状心形或阔卵状近圆形，先端渐尖、急尖，基部楔形、圆形或心形，全缘或微3裂，两面被柔毛。聚伞花序单生或呈头状圆锥花序，腋生或顶生；花单性，雌雄异株。雄花淡黄色，萼片6枚，花瓣6枚，雄蕊6枚；雌花退化雄蕊6枚，心皮6枚。核果近球形，成熟时紫红色或蓝黑色。花期5—8月，果期8—10月。
性味功效	苦、辛，寒。祛风除湿，通经活络，解毒消肿。
常用配方	①治风湿痹痛：木防己、牛膝各15 g，水煎服。②治水肿：木防己、黄芪、茯苓各9 g，桂枝6 g，甘草3 g，水煎服。③治热淋涩痛：木防己9～15 g，车前子30 g，水煎服。④治蛇咬伤：木防己、黄蜀葵根各适量，磨酒，自上而下涂敷伤口。

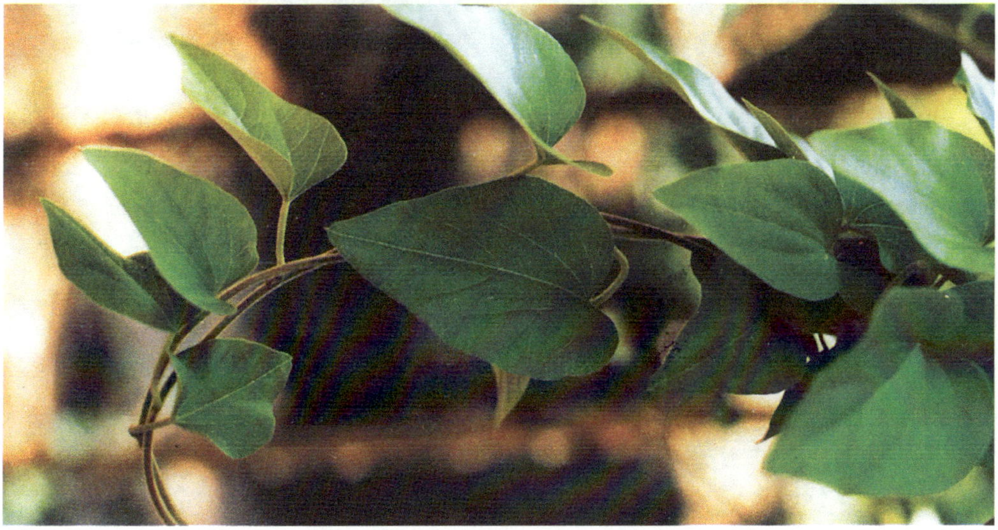

木　豆

来源及药用部位	豆科植物木豆 *Cajanus cajan* (L.) Millsp. 的种子和根。
形态特征	直立矮灌木，高 1 ~ 3 m。多分枝，小枝条弱，有纵沟纹，被灰色柔毛。三出复叶互生；托叶小；叶柄向上渐短；叶片卵状披针形，先端锐尖，全缘，两面均被毛。总状花序腋生，花蝶形；萼钟形，萼齿 5 枚；花冠红黄色，旗瓣背面有紫褐色纵条纹；雄蕊 10 枚；心皮 1 枚，柱头渐尖。荚果条形，两侧扁压，有长喙。种子 3 ~ 6 粒，种皮暗红色，有褐色斑点。花期 2—11 月，果期 3—12 月。
性味功效	辛，温。清热除湿，发表散寒，透疹。
常用配方	①治水肿：木豆、苡仁各 15 g，水煎服，忌食盐。②治血淋涩痛：木豆、车前子各 9 g，水煎服。③治痔疮便血：木豆适量，浸酒一宿，取出焙干，研末，每次 9 g，水煎服。④治痈疽疮疖：木豆适量，研末，每次 9 g，以药末合香蕉肉捣烂，敷患处。

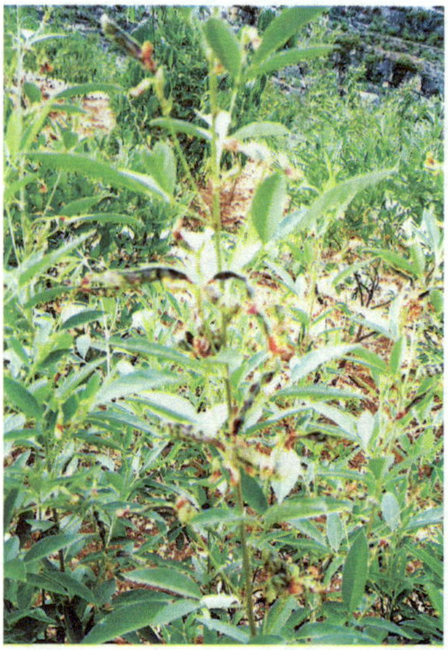

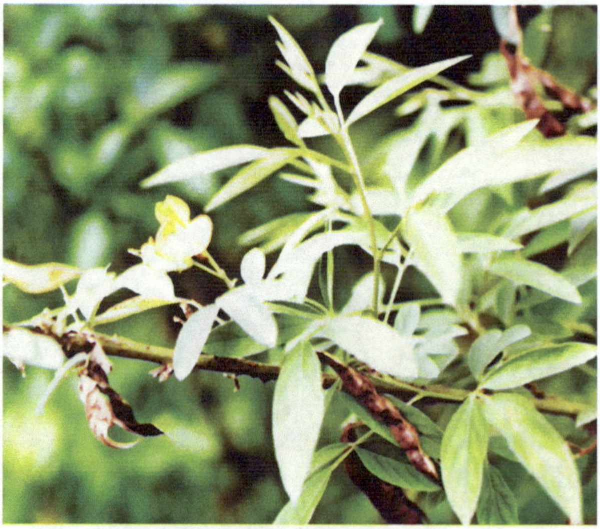

木金银（金银忍冬）

来源及药用部位	忍冬科植物金银忍冬 *Lonicera maackii* (Rupr.) Maxim. 的茎叶及花。
形态特征	落叶灌木，高达 6 m。茎干直径达 10 cm。树皮灰白色至灰褐色，不规则纵裂。小枝中空，稍具短柔毛。单叶对生，有腺毛及柔毛；叶片纸质，卵状椭圆形至卵状披针形，先端长渐尖，基部阔楔形，全缘两面脉上有毛。花芳香，腋生；苞片条形；花萼钟状；花冠先白色后黄色；雄蕊与花柱均短于花冠。浆果暗红色，球形。种子椭圆形。
性味功效	甘，寒。清热解毒，通络。
常用配方	①治头晕：木金银 15 g，散血莲 9 g，黄精、铁马鞭、臭牡丹各 6 g，水煎服。②治跌打损伤：木金银适量，水煎取液，浸洗伤处。

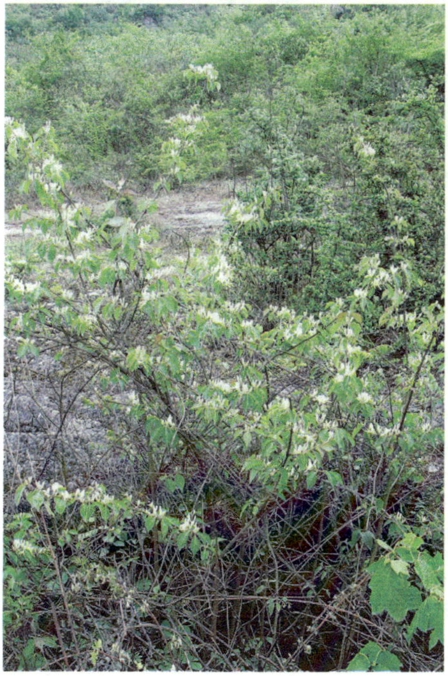

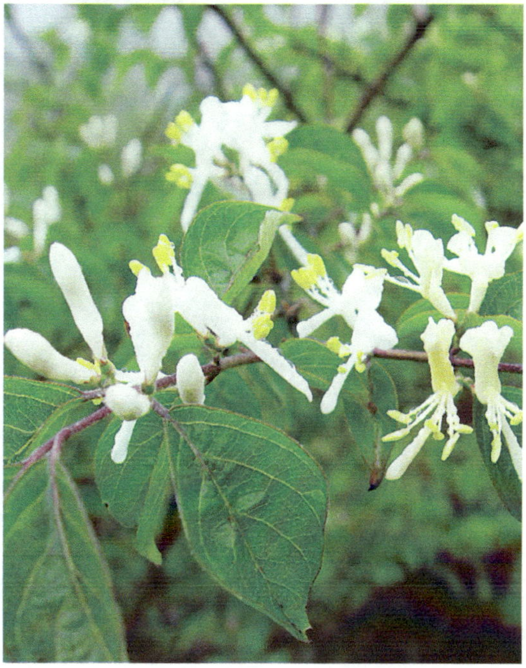

木姜子（黄花子、辣姜子）

来源及药用部位	樟科植物木姜子 *Litsea pungens* Hemsl. 的果实。
形态特征	落叶小乔木，高 3～7 m。花枝细长。叶簇聚于枝端；叶片纸质，披针形或倒披针形；叶柄有毛。花单性，雌雄异株；伞形花序，由 8～12 朵花组成，具短梗；花先于叶开放，黄色；花被片 6 枚；花药 4 室；雌花较大，有粗毛。核果球形。
性味功效	辛，温。行气健脾，解毒燥湿。
常用配方	①治食积饱胀：木姜子、隔山消各 10 g，水煎服。②治胃溃疡：木姜子、蒲公英根各 15 g，独脚莲 8 g，水煎服。③治腹泻腹痛：木姜子 20 g，石菖蒲 10 g，水煎服。④治风湿痹痛：木姜子、大风藤各 15 g，水煎服。

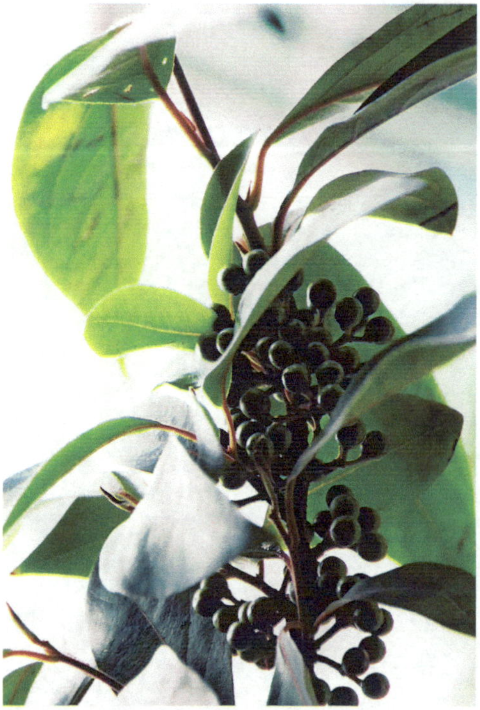

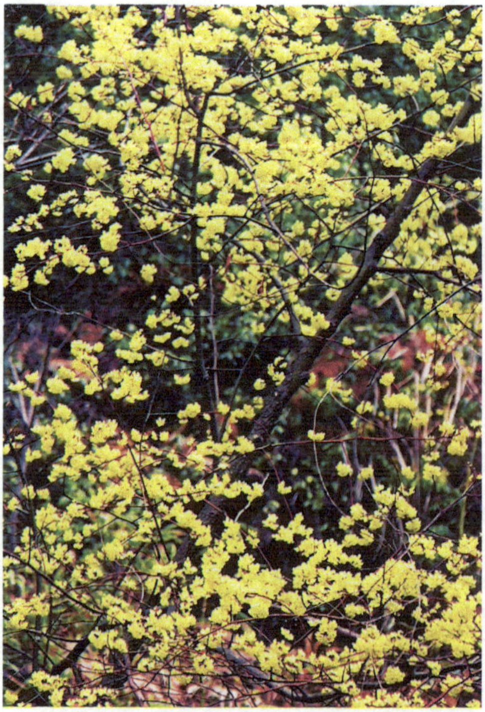

木　荷

来源及药用部位	山茶科植物木荷 *Schima superba* Gardn. et Champ. 的根皮。
形态特征	乔木，高 8 ~ 18 m。叶革质，卵状椭圆形至矩圆形，先端渐尖，基部楔形至宽楔形；叶柄长 1.4 ~ 1.8 cm。花白色，单独腋生或顶生成总状花序；花梗直立；萼片 5 枚，边缘有细柔毛；花瓣 5 枚；雄蕊多数；子房基部密生细毛。蒴果近球形，果皮木质。花期 5 月。
性味功效	辛，温；有大毒，不可内服。攻毒，消肿。
常用配方	治痈疮、无名肿毒：茶、木荷适量，捣烂，敷患处。

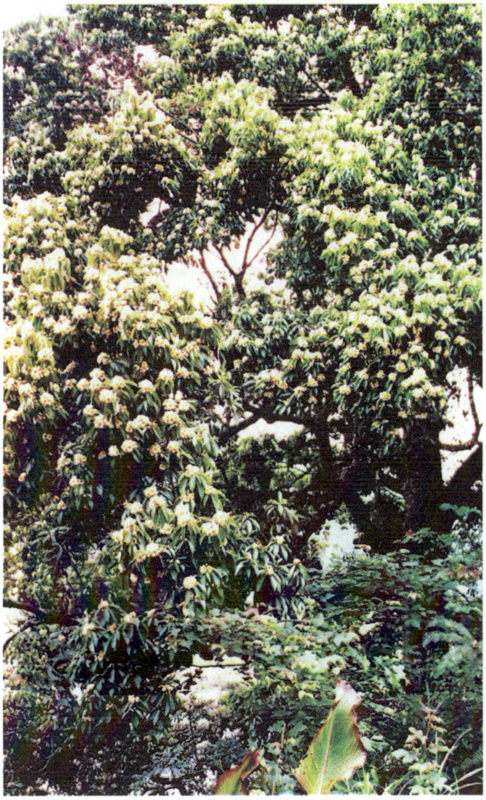

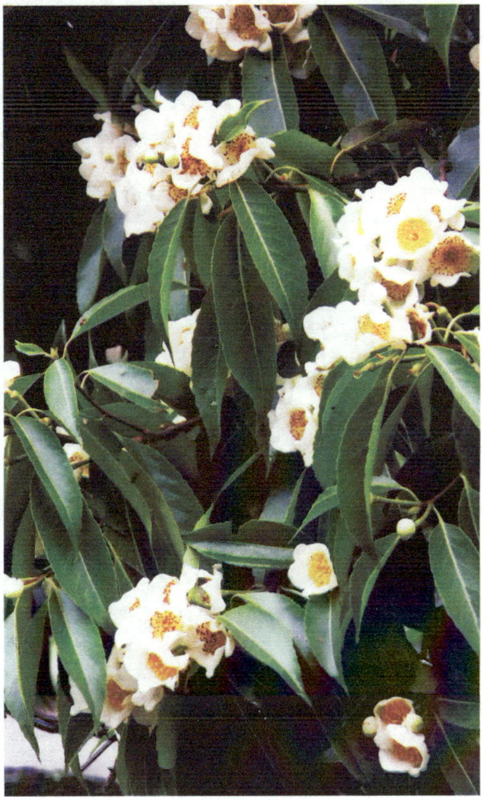

木 贼

来源及药用部位	木贼科植物木贼 *Equisetum hiemale* L. 的地上部分。
形态特征	多年生常绿草本。根茎短，棕黑色，匍匐丛生。营养茎与孢子囊无区别，多不分枝，高达 60 cm 以上，表面具纵沟 18 ~ 30 条，粗糙，灰绿色，有关节，节间中空，节部有实生的髓心。叶退化成鳞片状，基部连成筒状鞘；叶鞘基部和鞘齿成暗褐色两圈，上部淡灰色；鞘片背上有两面 3 条棱脊，形成浅沟。孢子囊生于茎顶，长圆形，无柄，具小尖头。
性味功效	甘、苦，平。疏散风热，明目退翳。
常用配方	①治目赤多泪兼风热表证：木贼 15 g，蝉蜕、谷精草、蛇蜕各 12 g，水煎服。②治目赤目翳：木贼、青葙子、菊花、蝉蜕各 9 g，水煎服。③治肠风下血：木贼（去节）30 g，木馒头（炒）、枳壳（炒）、槐角（炒）、茯苓、荆芥各 15 g，共研末，每次 6 g，浓煎枣汤服下。④治风寒感冒：木贼（去节）30 g，生姜、葱白各 15 g，水煎，趁热服。

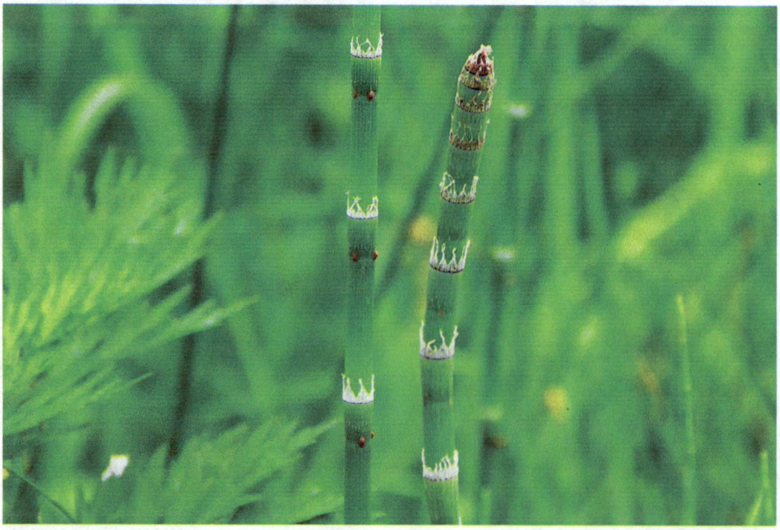

木 通

来源及药用部位	木通科植物三叶木通 *Akebia trifoliata* (Thunb.) Koidz.、白木通 *Akebia trifoliata* var. *australis* (Diels) Rehd. 的木质茎。
形态特征	白木通：落叶或半常绿缠绕灌木，高 6 ~ 10 m。全株无毛。掌状复叶；小叶 3 枚；叶片卵形或卵状矩圆形，先端圆形，中央凹陷，基部阔楔形或圆形，全缘或微波状，两面均淡绿色。花雌雄同株；总状花序腋生；花紫色淡红或淡紫色；雌花 1 ~ 3 朵；苞片线形；花被片 3 枚；雄蕊 6 枚；退化雌蕊 3 或 4 枚。蓇葖果浆状，椭圆形或长圆筒形，成熟时紫色。种子矩圆形，暗红色。花期 3—4 月，果期 10—11 月。
性味功效	苦，凉。利尿通淋，通经下乳。
常用配方	①治小儿心热面赤、口疮、尿短赤：生地黄、木通、甘草各等份，每次 6 ~ 9 g，加适量竹叶水煎温服。②治尿血：木通、牛膝、生地、天冬、麦冬、五味子、黄柏、甘草各 9 g，水煎服。③治闭经：木通、牛膝、生地黄、延胡索各 12 g，水煎服。④治产后乳少：木通、天花粉、甘草各 12 g，黍米水煎，米熟后去渣温服。

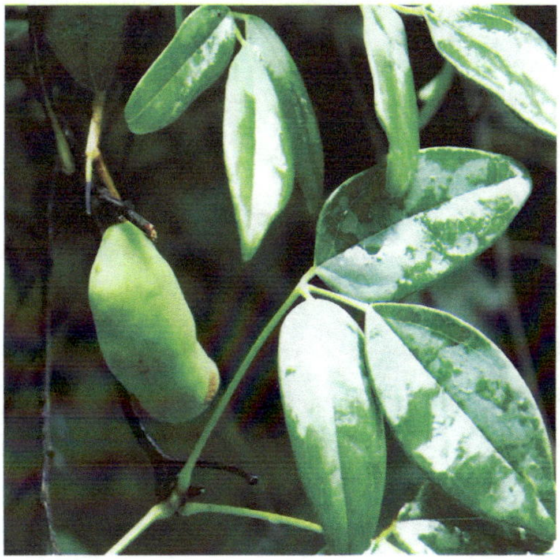

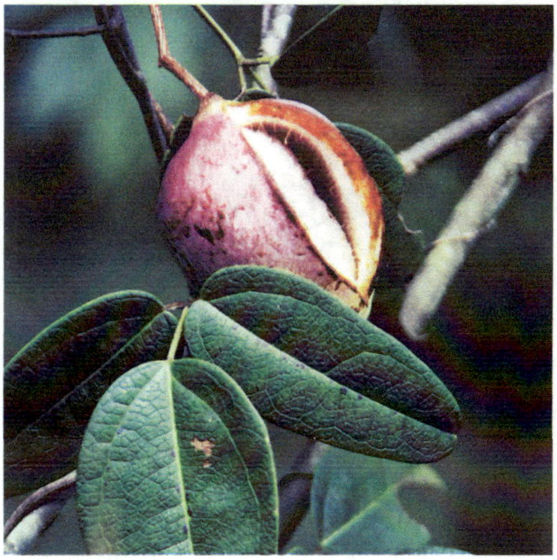

木棉花

来源及药用部位	木棉科植物木棉 *Gossampinus malabarica* (DC.) Merr. 的花。
形态特征	大乔木，高可达 25 m。枝有短而大的圆锥形刺，平伸。掌状复叶；小叶 5 ~ 7 枚；叶片薄革质，矩圆形至椭圆状矩圆形，先端渐尖，基部阔或渐狭；叶柄长 8 ~ 12 cm。花大，红色，叶前开放，聚生于近枝端；花瓣 5 枚，肉质；雄蕊多列，花药合生为 5 束；子房 5 室，胚珠多数。蒴果大，矩圆形，木质。种子多数。花期 3 月，果期 5 月。
性味功效	甘，凉。清热利湿，解毒，止血。
常用配方	①治湿热泄泻：木棉花、委陵菜各 15 g，水煎服。②治痢疾、便下脓血：木棉花、白头翁根各 15 g，秦皮 12 g，水煎服。③治金创出血：鲜木棉花、鲜小蓟各适量，捣烂，敷患处。

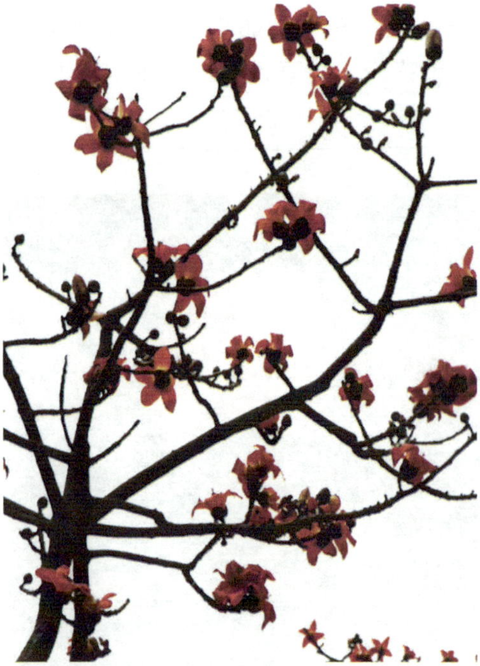

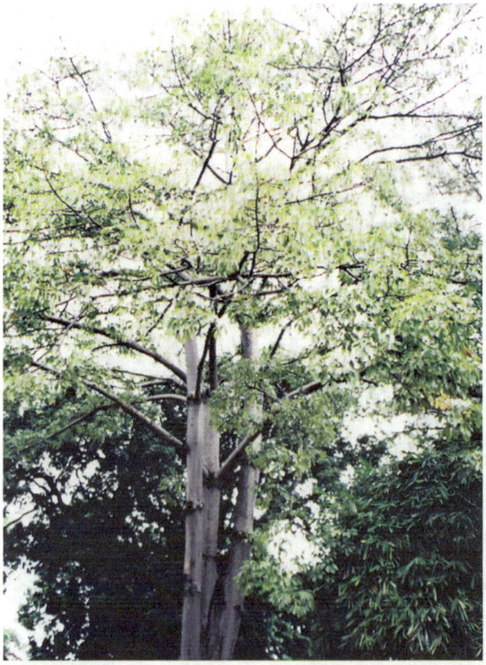

木棉根

来源及药用部位	木棉科植物木棉 *Gossampinus malabarica* (DC.) Merr. 的根。
形态特征	见“木棉花”。
性味功效	微苦，凉。祛风除湿，清热解毒，散结止痛。
常用配方	①治胃痛：木棉根 30 g，两面针 6 g，水煎服。②治风湿痹痛：木棉根 30~60 g，水煎服或泡酒服。③治跌打损伤：木棉根适量，泡酒，搽患处。

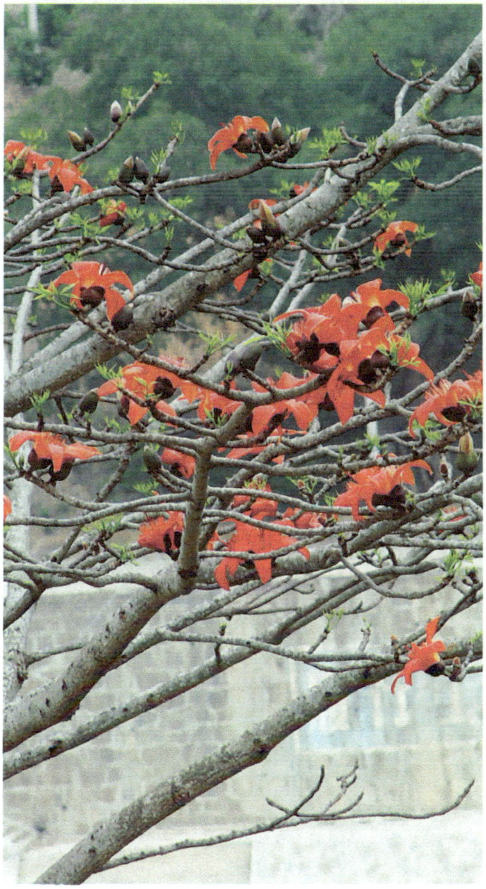

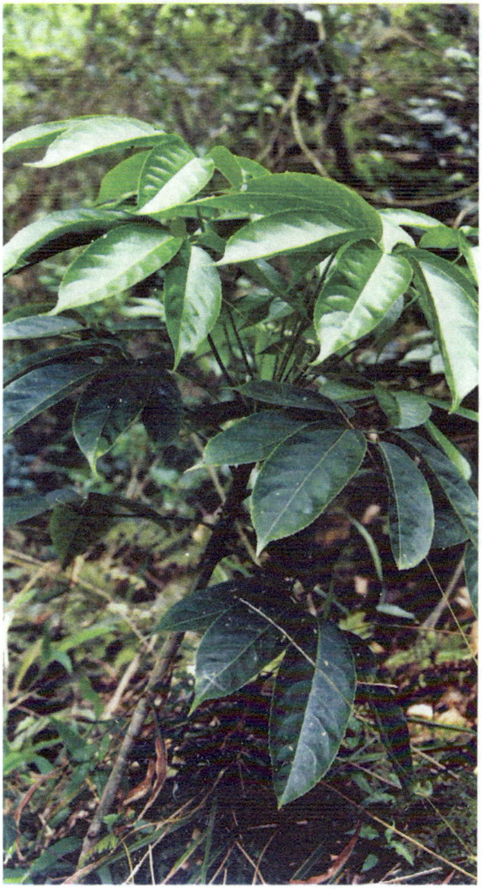

木槿皮

来源及药用部位	锦葵科植物木槿 *Hibiscus syriacus* L. 的根皮和茎皮。
形态特征	落叶灌木或小乔木，高 3 ~ 6 m。树皮灰褐色。嫩枝上有绒毛。叶互生；叶片菱状卵形或卵形，具有深浅不同的 3 裂或不裂，边缘锯齿，两面有星状毛。花单生于叶腋；萼片 5 裂；花瓣 5 枚，有单瓣或重瓣，淡红色、白色或紫色。果长椭圆形，先端具尖嘴，全体被绒毛。花期 6—7 月。
性味功效	甘、苦，微寒。清热利湿，杀虫止痒。
常用配方	①治一切顽癣：木槿皮 60 g，米醋 120 mL，共浸泡，取浸液涂患处。②治脚癣：木槿皮 20 g，水煎取液，熏洗患处。③治赤白带下：木槿皮、六角英各 30 g，水煎服。④治脱肛：鲜木槿皮适量，磨雄黄，涂搽患处。

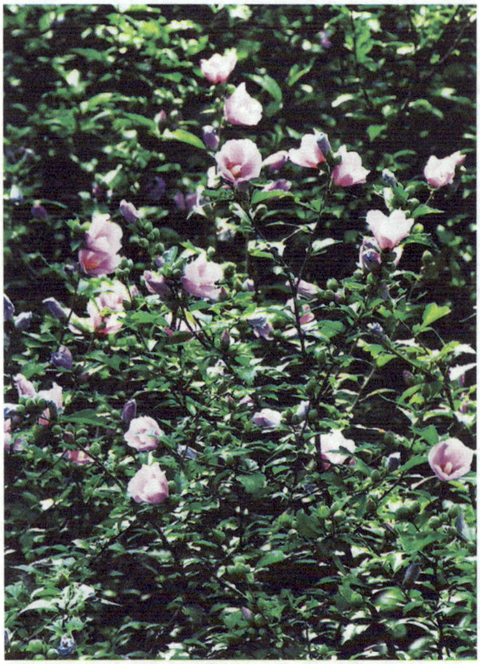

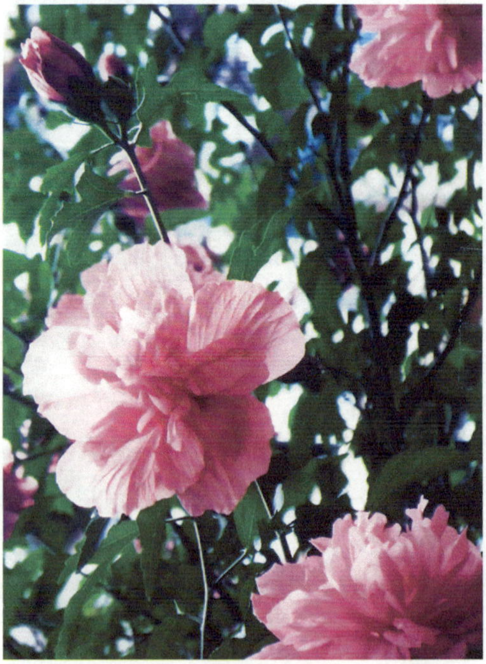

木槿花

来源及药用部位	锦葵科植物木槿 *Hibiscus syriacus* L. 的花。
形态特征	见“木槿皮”。
性味功效	甘、苦，凉。清热利湿，凉血解毒。
常用配方	①治体虚头晕、眼花：木槿花 10 g，研末，蒸鸡蛋吃。②治痔疮出血：木槿花、槐花炭各 15 g，地榆炭 9 g，水煎服。③治湿热带下：木槿花、败酱草、鸡冠花各 15 g，水煎服。④治湿疹、癣疮：鲜木槿花适量，水煎取液，洗患处。⑤治下痢口噤：木槿花去蒂，阴干研末，再煎面饼 2 个，蘸末食之。

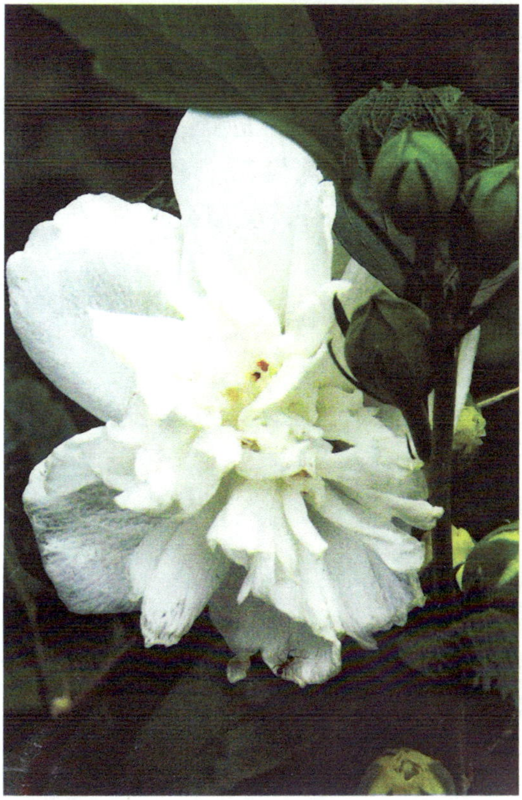

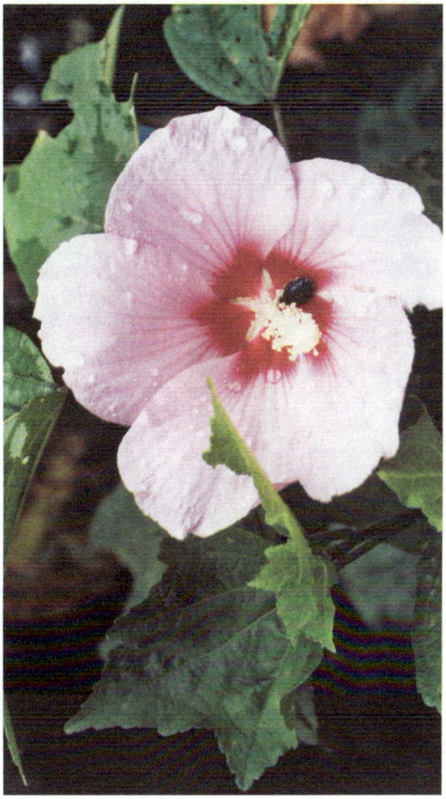

木蝴蝶（千张纸）

来源及药用部位	紫葳科植物木蝴蝶 *Oroxylum indicum* (L.) Vent. 的成熟种子。
形态特征	大乔木。叶对生，二至三回羽状复叶；小叶片卵形或椭圆形，先端短尖或渐尖，基部圆形或斜形，全缘，上面绿色，下面淡绿色。总状花序顶生；花萼肉质，钟形；花冠大，钟形，淡紫色，先端5浅裂；雄蕊5枚，稍伸出花冠外，花丝基部被棉毛；花盘大，肉质；柱头2裂。蒴果，成熟后沿腹缝裂开。种子多数，被半透明的膜质翅所包围而成很薄的片状体。花期7—8月，果期10—12月。
性味功效	苦、甘，凉。清肺利咽，疏肝和胃，敛疮生肌。
常用配方	①治肺热咳嗽：木蝴蝶3 g，安南子10 g，桔梗5 g，甘草3 g，桑白皮10 g，款冬花10 g，加水600 mL，煎取200 mL，再加冰糖100 g，制成糖浆，频服。②治慢性咽喉肿痛：木蝴蝶3 g，金银花、菊花、沙参、麦冬各9 g，水煎代茶，频饮。③治肝胃气痛：木蝴蝶、木香各6 g，金铃子9 g，水煎服。

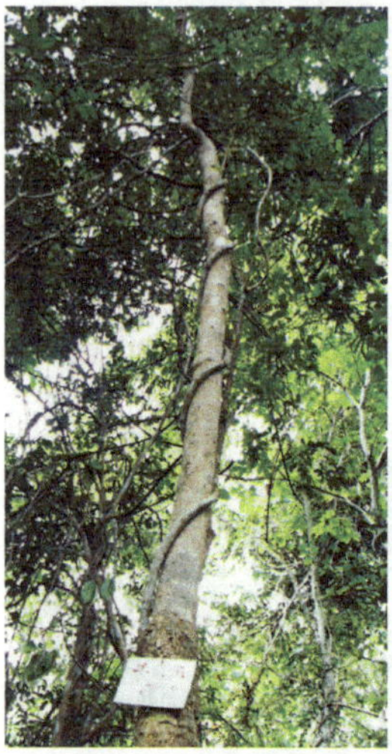

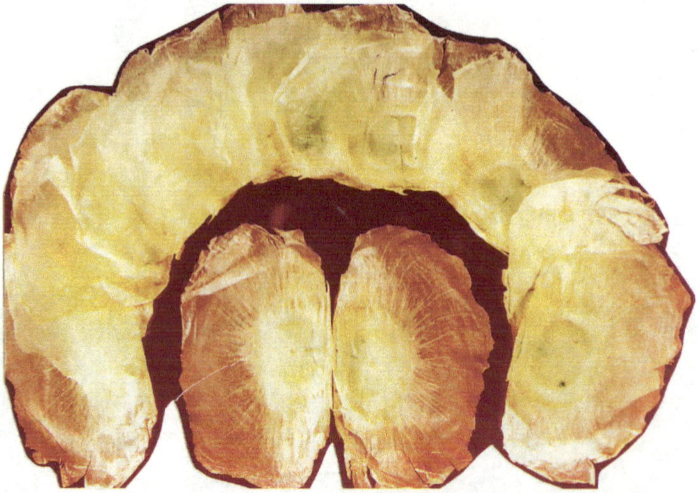

木 薯

来源及药用部位	大戟科植物木薯 *Manihot esculenta* Crantz 的叶或根。
形态特征	直立亚灌木，高 1.5 ~ 3 m。块根圆柱形，肉质。叶互生；叶柄长约 30 cm；叶片 3 ~ 7 掌状深裂，全缘；裂片披针形至长圆状披针形。圆锥花序顶生及腋生；花单性，雌雄同株；花萼钟状，5 裂，黄白而带紫色；无花瓣；花盘腺体 5 枚；雄花雄蕊 10 枚，2 轮；雌花子房 3 室，花柱 3 枚、下部合生。蒴果椭圆形，有纵棱 6 条。花期 4—7 月，果期 7—10 月。
性味功效	苦，寒；有小毒。解毒消肿。
常用配方	治疮疡、疥癣：鲜木薯叶或根适量，捣烂，敷患处。

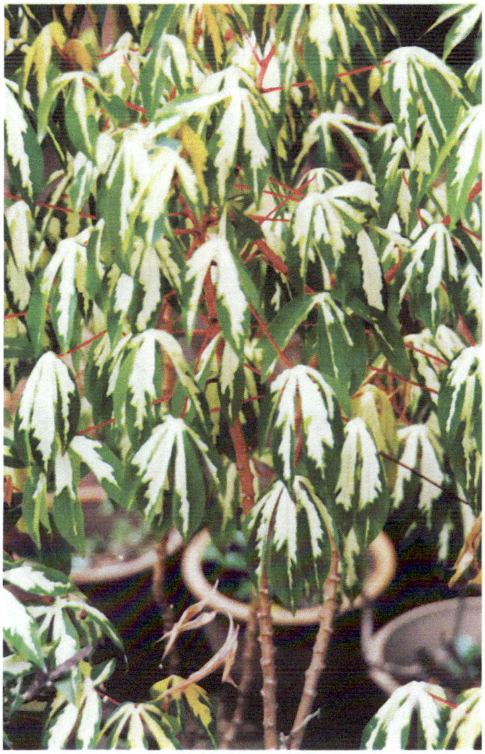

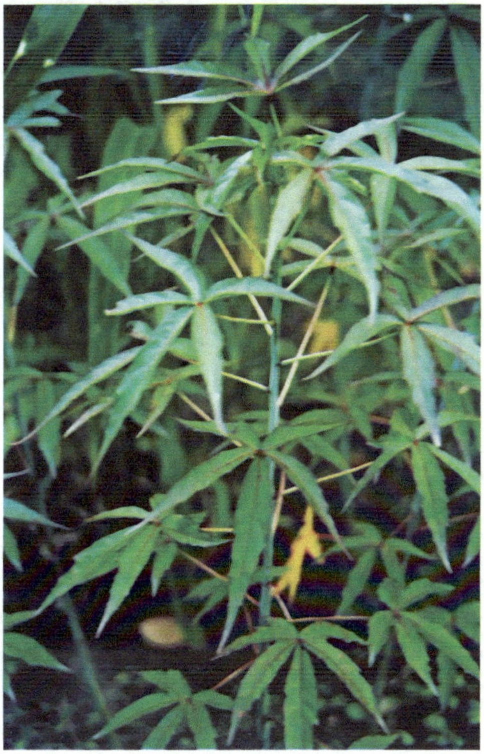

木鳖子

来源及药用部位	葫芦科植物木鳖子 *Momordica cochinchinensis* (Lour.) Spreng. 的种子。
形态特征	多年生粗壮大藤本，长达 15 m。具板状根。全株稍被柔毛或近无毛。卷须粗壮，不分枝。叶柄粗壮，初时被黄褐色柔毛；叶片卵状心形或宽卵状圆形，质较硬，3~5 分裂或不分裂；叶脉掌状。花雌雄异株。雄花单生，花梗粗壮，苞片无梗，花萼漏斗形，花冠黄色，雄蕊 3 枚。雌花单生、苞兜状，花冠、花萼同雄花，子房卵状长圆形。果实卵球形，成熟时红色，肉质，密生刺状突起。种子多数，卵形或方形，黑褐色，边缘有齿。花期 6—8 月，果期 8—10 月。
性味功效	苦、微甘，温；有毒。散结消肿，攻毒疗疮。
常用配方	①治诸毒红肿不消：木鳖子适量，草乌、半夏各适量，研末，敷患处。②治牛皮癣、秃疮：将木鳖子去外壳，蘸醋在粗瓷器上磨取药汁，临睡前用棉花或毛笔蘸涂患处，涂药前应先用盐水将患处洗净。③治痔疮肿痛：荆芥、木鳖子、朴硝各等份，水煎取液，熏洗患处。

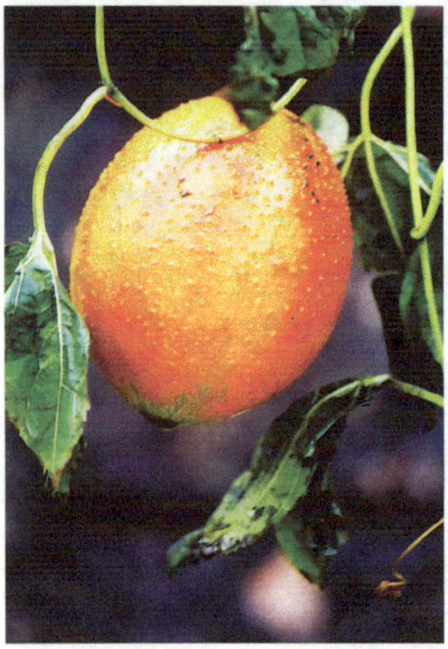

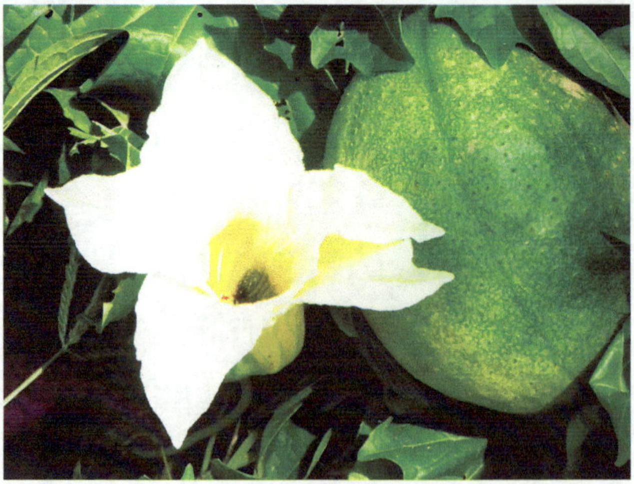

五匹风（蛇含）

来源及药用部位	蔷薇科植物蛇含委陵菜 *Potentilla kleiniana* Wight et Arn. 的全草。
形态特征	多年生草本，高 20 ~ 40 cm。主根短粗，侧根丛生呈须状。茎多分枝，细长。基生叶有长叶柄，被丝状柔毛；托叶近膜质；掌状复叶有小叶 5 枚；叶片椭圆形，先端钝，基部楔形，边缘有粗锯齿。茎生叶互生，有小叶 1 ~ 3 枚。聚伞花序顶生；小花 10 朵以下；花萼 5 裂；花冠金黄色；花瓣 5 枚；雄蕊多数。瘦果卵圆形。
性味功效	苦，微寒。化痰止咳，清热解毒。
常用配方	①治痰壅咳嗽：五匹风、岩豇豆、岩白菜各 30 g，水煎服。②治百日咳：五匹风、鱼腥草、百尾笋各 30 g，水煎服。③治感冒咳嗽：五匹风、马鞭草、忍冬藤各 30 g，水煎服。④治乳腺炎：鲜五匹风、蒲公英各适量，捣烂，敷患处。⑤治疔疮：鲜五匹风适量，捣烂，敷患处。

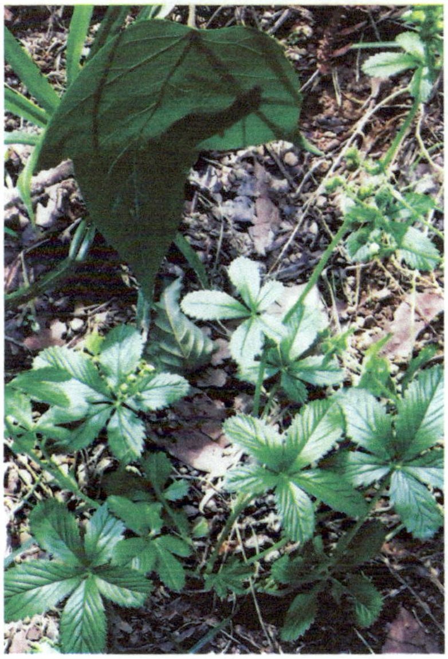

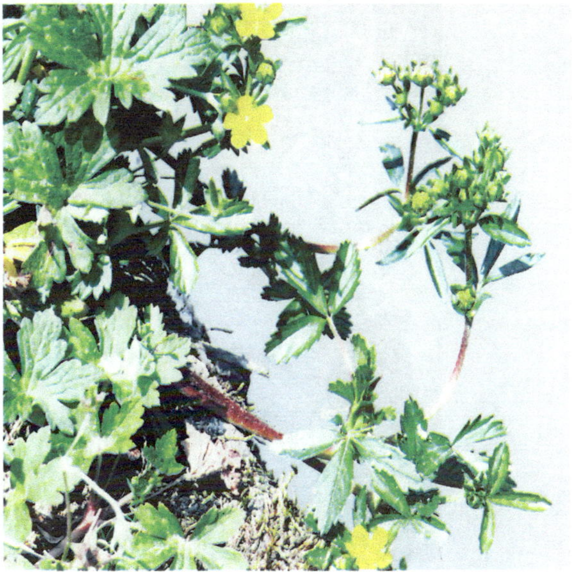

五爪金龙（五爪藤、五爪龙）

来源及药用部位	葡萄科植物狭叶岩爬藤 *Tetrastigma hypoglaucum* Planch. 的全株。
形态特征	攀缘草质藤本。茎藤褐色，粗糙，嫩茎绿色，具纵纹，无毛；卷须与叶对生。鸟趾状复叶互生；小叶 5 枚；叶片薄革质，披针形，先端渐尖，基部楔形，边缘刺状小锯齿，上面绿色，下面绿带紫红色。聚伞花序腋生；花单性，雌雄异株；聚伞花序腋生或与叶对生；花萼小，盘状；花瓣 4 枚，淡绿色；雄花有雄蕊 4 枚；雌花花盘盘状。浆果球形，红色至紫黑色。花期 4—5 月，果期 7—9 月。
性味功效	辛，温。祛风除湿，接骨续筋，散瘀消肿。
常用配方	①治骨折：五爪金龙、赤木通各适量，捣烂，敷患处。②治痈疖疔或毒火烫伤：鲜五爪金龙适量，捣烂，敷患处。③治风湿痹痛、跌打损伤：五爪金龙 60 ~ 90 g，于白酒 500 mL 中浸泡 1 周，每次饮 10 mL，每日 2 ~ 3 次。

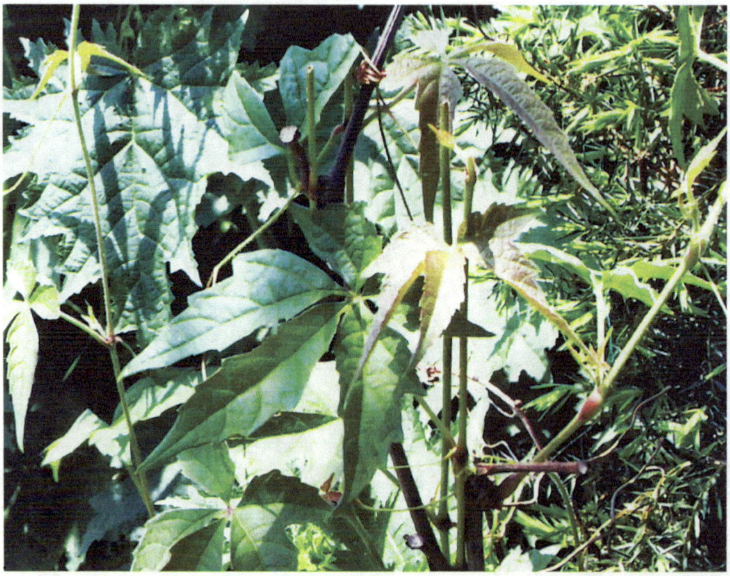

五凤朝阳草（四方盒子草）

来源及药用部位	玄参科植物大王马先蒿 *Pedicularis rex* C. B. Clarke ex Maxim. 的全草。
形态特征	多年生草本，高 10 ~ 90 cm。主根粗壮。茎直立，有棱角和条纹。叶 3 ~ 5 枚轮生；较上部的叶柄稍膨大而互相结合成为斗状；叶片羽状全裂或深裂，边缘有粗锯齿。总状花序；苞片基部均膨大而结合成为斗状；花无梗、无毛；花冠黄色；雄蕊花丝 2 对；花柱伸出。蒴果卵圆形。种子具浅蜂窝状网纹。花期 6—8 月，果期 8—9 月。
性味功效	苦、辛，平。补虚益损，清热解毒。
常用配方	①治麻疹：五凤朝阳草 15 g，白苏子 10 g，水煎服。②治皮肤瘙痒：五凤朝阳草 20 g，杠板归 30 g，水煎取液，洗患处。③治疮痈肿痛：鲜五凤朝阳草适量，捣烂，敷患处。

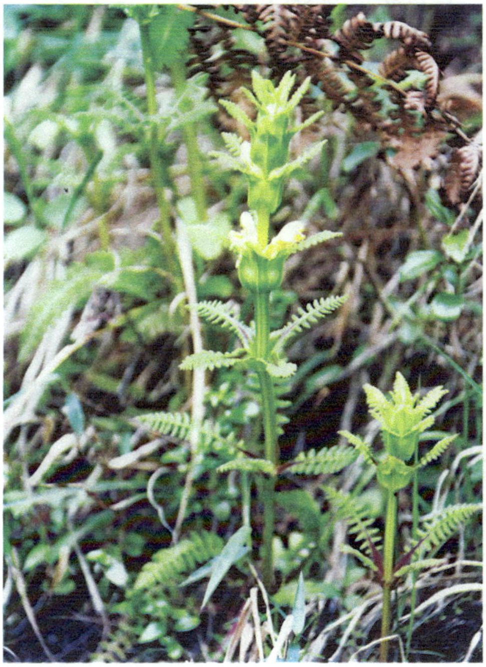

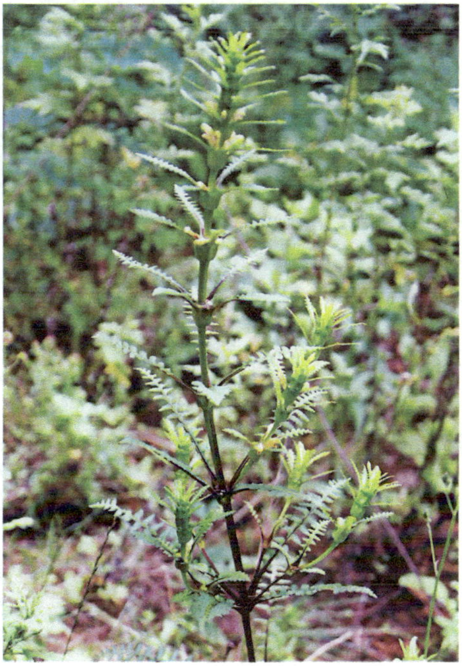

五加皮

来源及药用部位	五加科植物细柱五加 *Acanthopanax gracilistylus* W. W. Smith 或无梗五加 *Acanthopanax sessiliflorus* (Rupr. et Maxim.) Seem. 的根皮。
形态特征	细柱五加：灌木，有时蔓生，高 2 ~ 3 m。枝灰棕色。茎直立或攀缘，无刺或在叶柄基部单生扁平刺。叶互生；叶柄有细刺；掌状复叶 5 枚，顶端 1 枚较大，两侧小叶渐次较小；叶片倒卵形至倒披针形，先端尖或短渐尖，基部楔形，两面无毛，边缘具细锯齿。伞形花序单生于叶腋或短枝末梢；花萼 5 齿裂；花黄绿色；花瓣 5 枚；雄蕊 5 枚；子房 2 室。核果近浆果状，扁球形，熟时黑色。花期 4—7 月，果期 7—10 月。
性味功效	苦、甘，微温。祛风湿，强筋骨，利水。
常用配方	①治风湿痹痛：五加皮、薜荔藤各 30 g，猪蹄 1 只，加水适量炖，去渣取汤，甜酒兑服。②治跌打损伤肿痛：五加皮、泽兰叶、芋儿七各适量，捣绒，酒炒热，敷伤处。③治阴囊水肿：五加皮 9 g，地骷髅 30 g，水煎服。④治失眠心烦：五加皮、五味子各 6 g，加白糖适量，开水冲泡代茶饮。

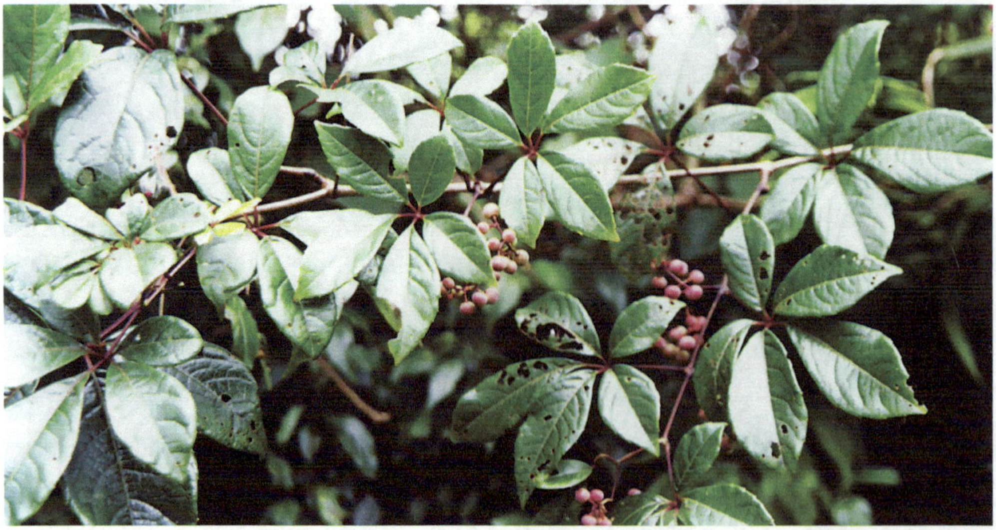

五色梅（马缨丹）

来源及药用部位	马鞭草科植物五色梅 *Lantana camara* L. 的花或根。
形态特征	直立或半藤状灌木，高达 2 m，有强烈臭气。全株被短毛。茎枝下常有弯钩刺。叶对生；叶片卵形或矩圆状卵形，先端短渐尖，基部阔楔形，边缘有锯齿，上面被粗糙短刺毛，下面被刚毛。头状花序稠密；花序柄腋生，粗壮，较叶为长；花冠粉红色、红色、黄色或橙红色；雄蕊 4 枚；子房 2 室。核果球形肉质，成熟时紫黑色，有骨质的小分核 2 颗。全年开花。
性味功效	苦、甘，凉；有毒。清热，止血。
常用配方	①治肺痨咯血：五色梅花 3～9 g，水煎服。②治腹痛吐泻：鲜五色梅花 10～15 朵，水炖，加食盐少许调服。③治风火牙痛：五色梅根、石膏各 30 g，水煎取液，含漱，少量下咽。

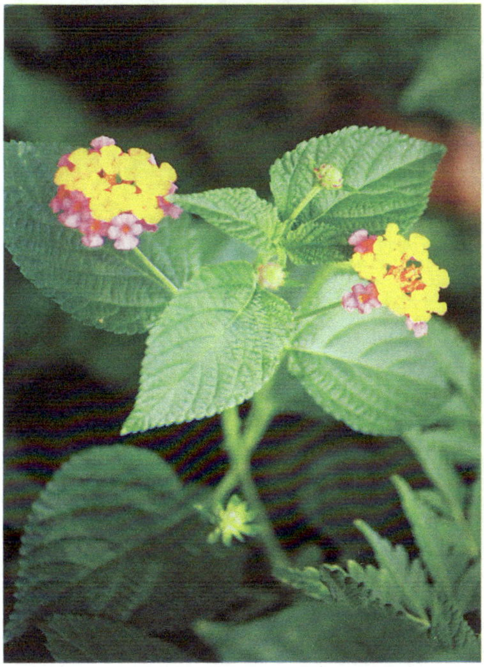

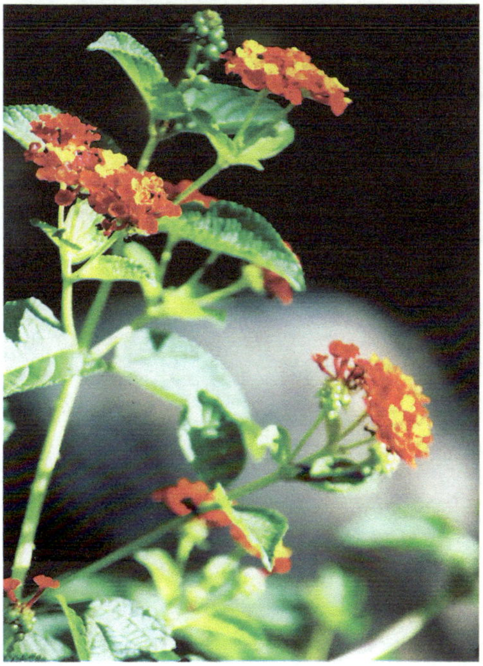

五色梅叶

来源及药用部位	马鞭草科植物五色梅 *Lantana camara* L. 的叶。
形态特征	见“五色梅”。
性味功效	苦、甘，凉；有毒。清热解毒，祛风止痒。
常用配方	①治湿疹、风疹皮肤瘙痒：鲜五色梅叶适量，水煎取液，洗患处。②治跌打损伤、无名肿毒：鲜五色梅叶适量，捣烂，敷患处。③治感冒发热：五色梅叶 30 g，山芝麻 15 g，水煎服。

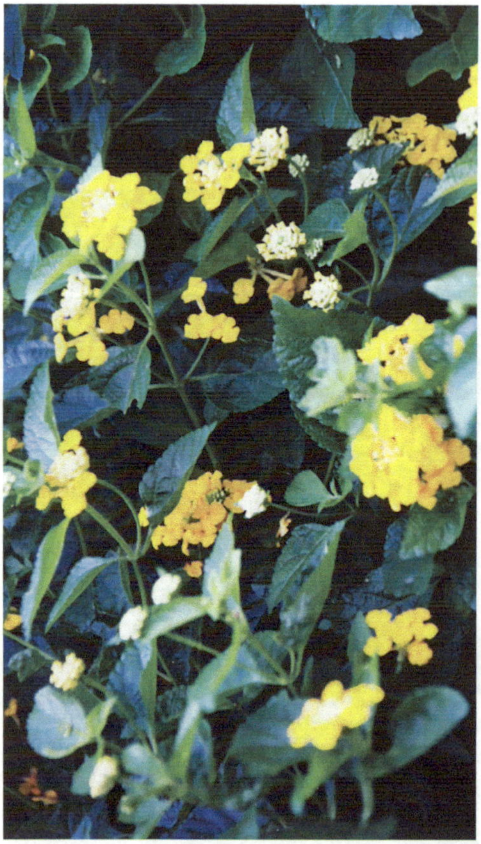

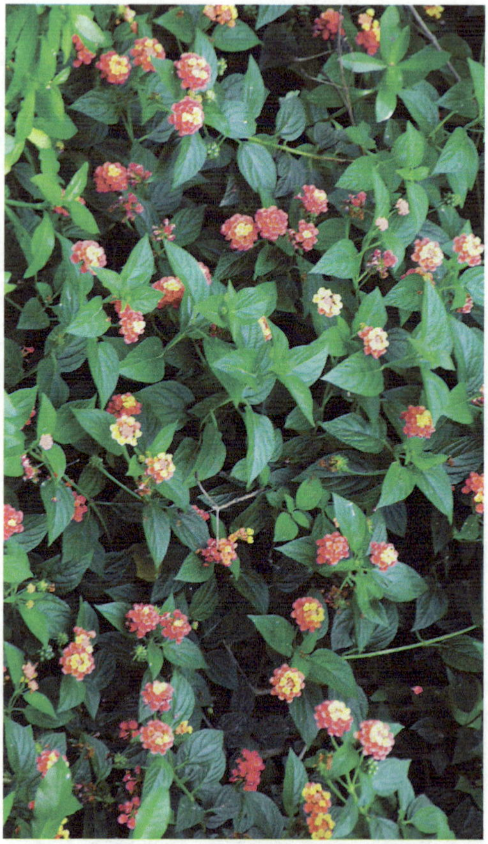

五灵脂

来源及药用部位	鼯鼠科动物复齿鼯鼠 *Trogopterus xanthipes* Milne-Edwards 的粪便。
形态特征	体长约 54 cm，尾与身体几乎等长。吻短，眼大而圆，耳郭发达，后肢长于前肢；背毛基部浅灰黑色，上部淡黄色；腹毛灰白色。
性味功效	苦、甘，温。活血止痛，化瘀止血。
常用配方	①治闭经、痛经、产后瘀阻腹痛：五灵脂（醋制）、蒲黄（炒）各等份，研末，每次 3～5 g，热水或酒吞服。②治胸痹心痛：川芎、红花、五灵脂（醋制）、蒲黄、延胡索、没药各 6 g，水煎服。③治产后腹痛：五灵脂适量，置锅内加热，加米醋拌炒，待嗅到药物气味后取出，研细，每次 6 g，温黄酒送服。④治胃脘疼痛、呕恶、食少：五灵脂（醋制）、延胡索、苹果仁（打碎）各 9 g，制乳香、制没药各 6 g，共研为散，每日 3 次，温水送服。

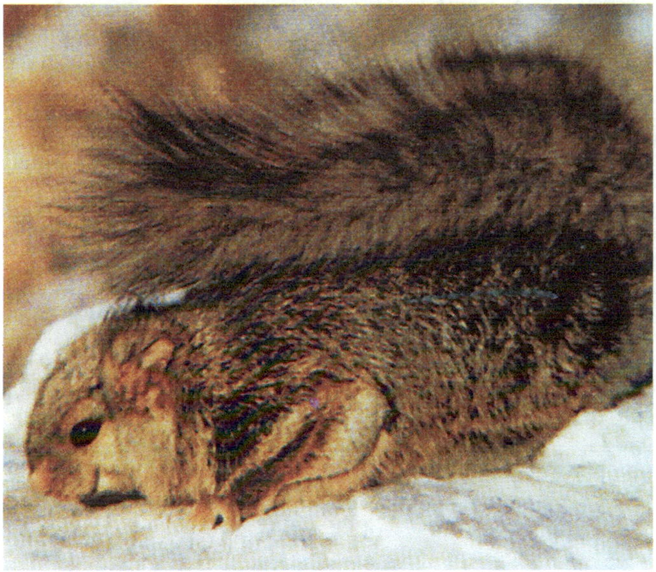

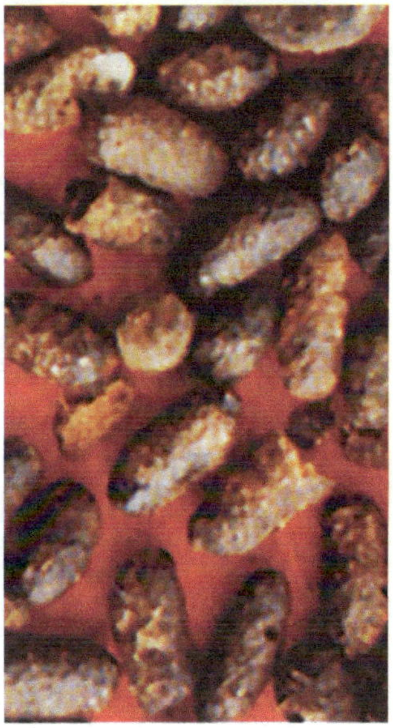

五香血藤

来源及药用部位	木兰科植物华中五味子 *Schisandra sphenanthera* Rehd. et Wilson 的藤茎或根。
形态特征	攀缘藤本，长约 5 m。小枝圆柱形，红褐色，无毛。叶片椭圆形、倒卵形或卵状披针形，先端渐尖，基部楔形或近圆形，边缘有疏锯齿，下面苍白色、无毛。花单生于叶腋，黄绿色；花被片 5 ~ 9 枚；雄蕊 10 ~ 15 枚，花药楔形或倒卵形；雌蕊群近球形。聚合果卵状球形，红色，肉质。花期 5—7 月，果期 8—10 月。
性味功效	辛、酸，温。养血消瘀，理气化湿。
常用配方	①治风湿痹痛：五香血藤 15 g，铁筷子 12 g，黑骨藤 12 g，骨碎补 12 g，见血飞 9 g，排风藤 9 g，泡酒服。②治血虚萎黄：五香血藤、大血藤各 20 g，金樱根 30 g，黄精 12 g，水煎服。③治跌打损伤：五香血藤、杜仲、木瓜、五加皮、鸡屎藤根各 30 g，泡酒服。

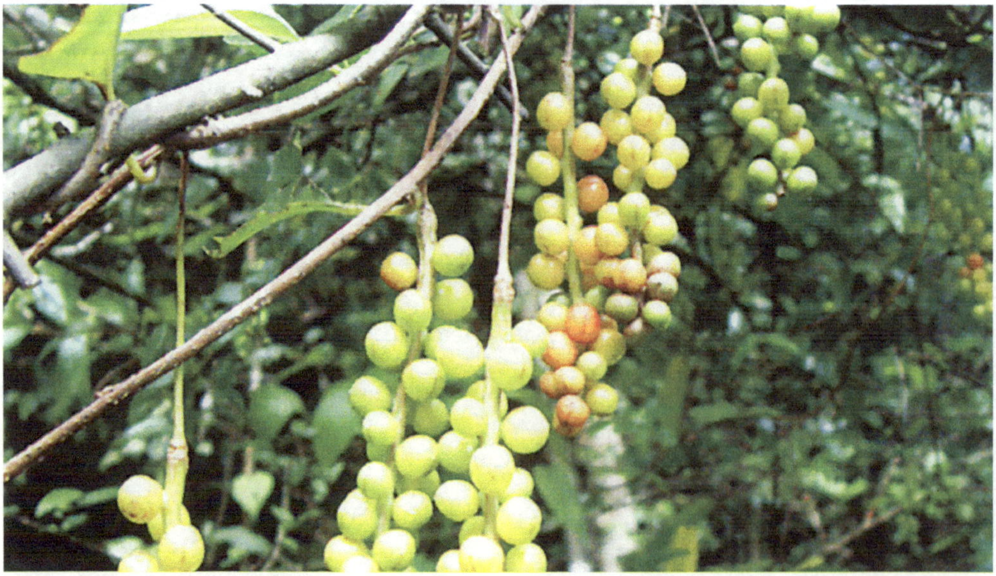

太子参

来源及药用部位	石竹科植物孩儿参 *Pseudostellaria heterophylla* (Miq.) Pax ex Pax et Hoffm. 的块根。
形态特征	多年生草本，高 8 ~ 15 cm。块根单生，纺锤形。茎单一，直立，近基部分枝。近基部的叶倒披针形；中部以上的叶卵状矩圆形，基部疏生睫毛。花二型。普通花在枝端或枝杈间单生；花梗细长；萼片 5 枚，披针形，外面有柔毛；花瓣 5 枚，长为萼片的 2 倍；雄蕊 10 枚，花药紫色；子房卵形。闭锁花小，生于近基部叶腋；萼片 4 枚；无花瓣；雄蕊 4 ~ 5 枚；柱头 2 裂。种子肾形，稍扁。
性味功效	甘、微苦，平。益气健脾，生津润肺。
常用配方	①治肺虚咳嗽：太子参 15 g，麦冬 12 g，甘草 6 g，水煎服。②治病后虚弱口干：太子参、生地黄、白芍、生玉竹各 9 g，水煎服。③治失眠：太子参 15 g，当归、酸枣仁、远志、炙甘草各 9 g，水煎服。④治小儿虚汗：太子参 9 g，浮小麦 15 g，大枣 10 枚，水煎服。

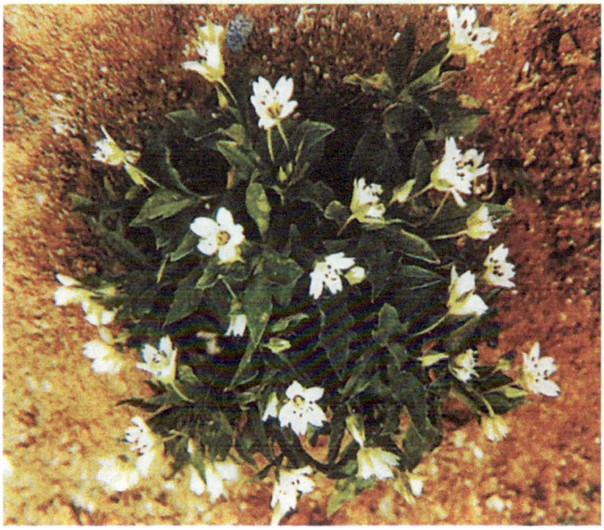

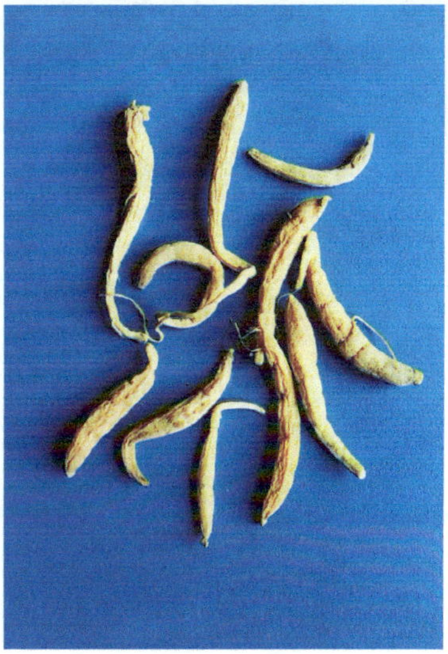

车前子

来源及药用部位	车前科植物车前 *Plantago asiatica* Ledeb. 及其同属近缘多种植物的种子。
形态特征	多年生草本，连花茎高达 50 cm，具须根。叶根生；具长柄，几乎与叶片等长或稍长，基部阔大；叶片卵形或椭圆形，基部狭窄成长柄，全缘或具不规则波状浅齿；有 5 ~ 7 条弧形脉。穗状花序；花萼 4 枚；花冠小，膜质；花淡绿色，冠状卵形，先端 4 裂，裂片三角形；雄蕊 4 枚。蒴果卵状圆锥形。种子 4 ~ 8 粒。花期 6—9 月，果期 7—10 月。
性味功效	甘、淡，寒。清热除湿，利尿通淋。
常用配方	①治热淋：车前子 15 g，滑石、木通、瞿麦各 10 g，水煎服。②治暑湿泄泻：车前子 6 ~ 12 g，水煎，米汤送服。③治肝火上炎引起的目赤肿痛：车前子、菊花、决明子、夏枯草各 12 g，水煎服。④治肺热咳嗽痰多：车前子、瓜蒌、黄芩各 10 g，水煎服。

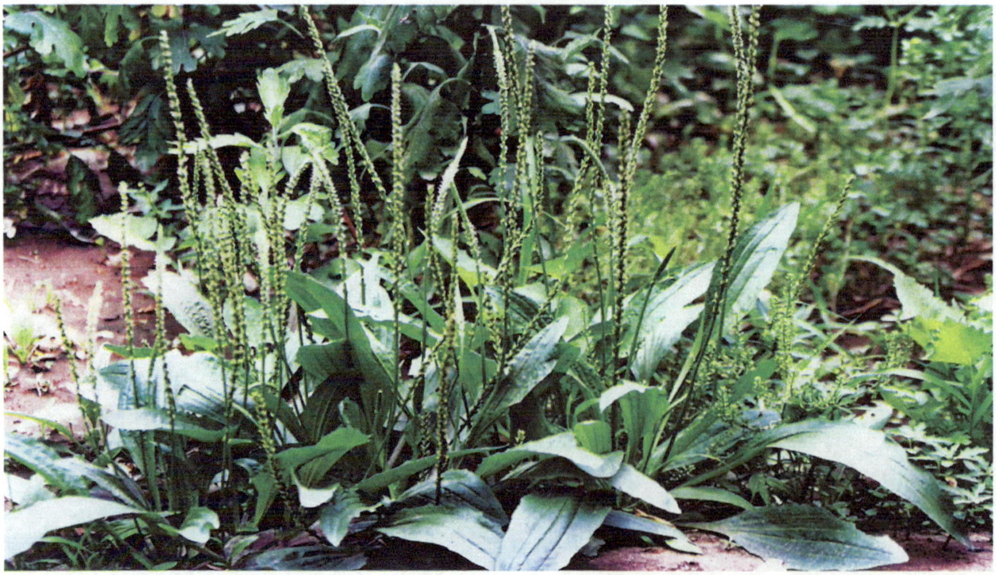

车前草

来源及药用部位	车前科植物车前 *Plantago asiatica* Ledeb. 及其同属近缘多种植物的全草。
形态特征	见“车前子”。
性味功效	甘，寒。利水，清热，明目，祛痰。
常用配方	①治热淋：车前草 15 g，鱼腥草、栀子各 10 g，水煎服。②治黄疸：车前草、清风藤、齐头蒿各 30 g，水煎服。③治水肿、小便不利：车前草 30 g，茯苓、泽泻、猪苓各 12 g，水煎服。④治热毒疮疖：鲜车前草适量，捣烂，敷患处，并取汁内服。

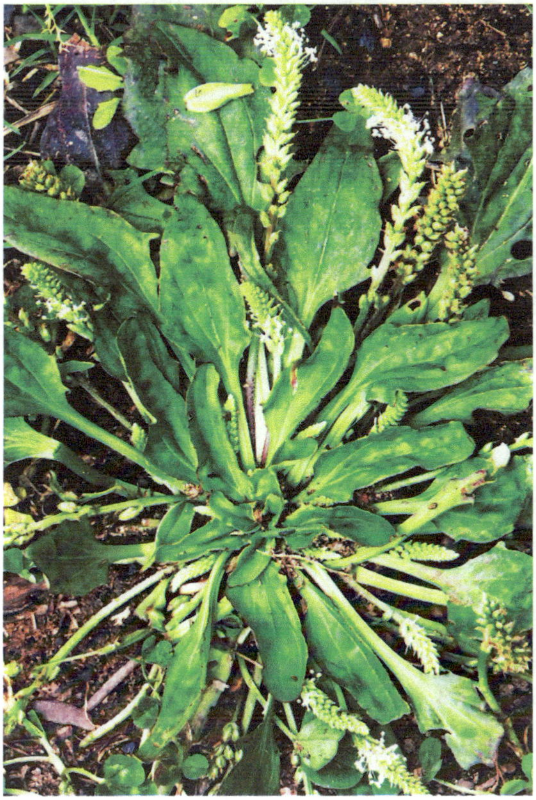

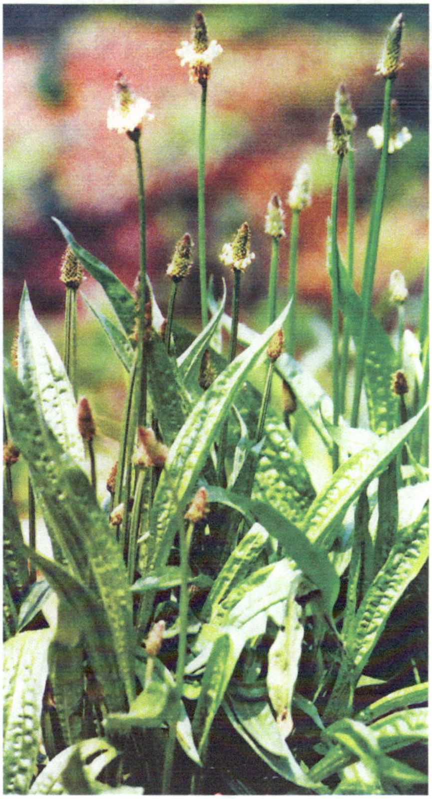

牙痛草

来源及药用部位	紫草科植物小花琉璃草 *Cynoglossum lanceolatum* Forsk. 的全草。
形态特征	多年生草本，高 20 ~ 90 cm。茎直立，中下部有分枝，分枝开展。全株密被具基盘的硬粗毛。基生叶及茎下部叶具柄；叶片长圆状披针形，先端尖，基部渐狭而下延，全缘，两面均被粗毛或伏毛；茎生叶无柄，披针形。聚伞花序叉状分枝，顶生或腋生；花萼深 5 裂；花冠钟状，淡蓝色或白色；雄蕊 5 枚；子房 4 深裂，花柱肥厚，四棱形。小坚果 4 枚，卵圆形，背面密生锚状刺。花期 4—5 月，果期 7—9 月。
性味功效	苦，寒。清热解毒，利水消肿。
常用配方	①治牙龈肿痛：鲜牙痛草适量，捣烂，敷患处。②治急性水肿：牙痛草制成胶囊，每粒 0.3 g，每次 3 ~ 6 粒，每日 3 次，温水送服。

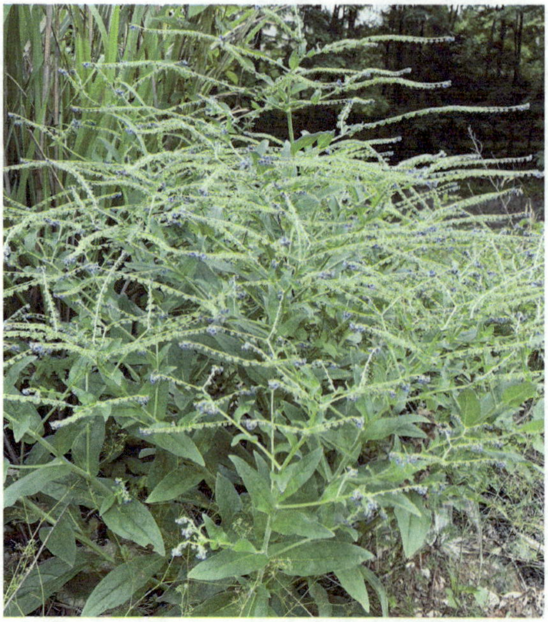

瓦 韦

来源及药用部位	水龙骨科植物狭叶瓦韦 *Lepisorus angustus* Ching 的全草。
形态特征	多年生草本。根茎细长，横生，密被黑褐色鳞片。叶近生或疏生；叶片软革质，狭线形，先端渐尖，基部渐狭并下延成叶柄，上面光滑，下面少被鳞片；叶脉网状，侧脉不明显。孢子囊群椭圆形。
性味功效	苦、淡，凉。利尿通淋，止血，消肿止痛。
常用配方	①治咳嗽吐血：瓦韦 30 ~ 50 g，刷去孢子囊群，水煎服。②治小便淋沥：瓦韦（连根）、猪鬃草各 20 g，水煎服。③治尿路结石：鲜瓦韦 30 ~ 60 g，茅莓 30 g，水煎服。④治跌打损伤：瓦韦、水龙骨、岩蜈蚣各 20 g，泡酒服。

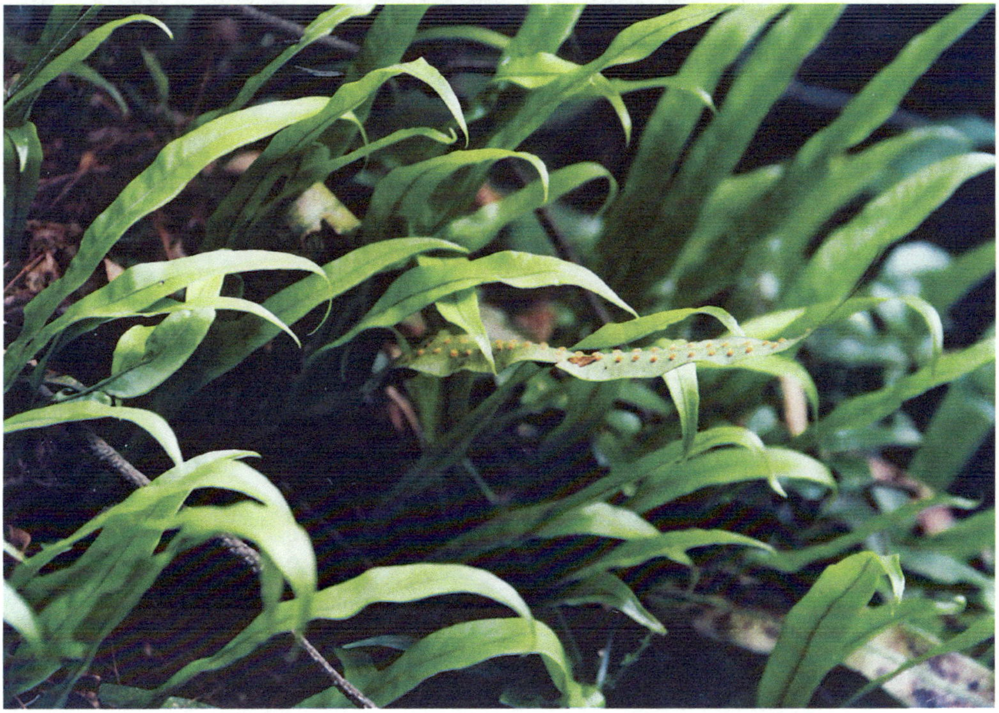

瓦　松

来源及药用部位	景天科植物瓦松 *Orostachys fimbriatus* (Turcz.) Berger 的全草。
形态特征	多年生肉质草本，高 10 ~ 40 cm。茎略倾斜，全体粉绿色。基部叶成紧密的莲座状；叶片线形或倒披针形，绿色带紫；茎上叶线形至倒卵形，长尖。花梗分枝，侧生于茎上；花为顶生肥大穗状的圆锥花序；花萼通常 5 枚；花瓣 5 枚，淡红色，膜质；雄蕊 10 枚；雌蕊由离生的 5 枚心皮组成。花期 7—9 月，果期 8—11 月。
性味功效	酸、苦，凉；有毒。清热解毒，止血，利湿，消肿。
常用配方	①治小儿惊风：瓦松 15 ~ 20 g，水煎服。②治鼻衄：鲜瓦松 1000 g，洗净，阴干，捣烂，用纱布绞取汁，加砂糖 15 g 拌匀，倾入瓷盘内，晒干成块。每次 15 ~ 30 g，每日 2 次，温开水送服。忌辛辣刺激性食物和热开水。③治烫伤：鲜瓦松、侧柏叶各适量，捣烂，干燥为末，敷患处。

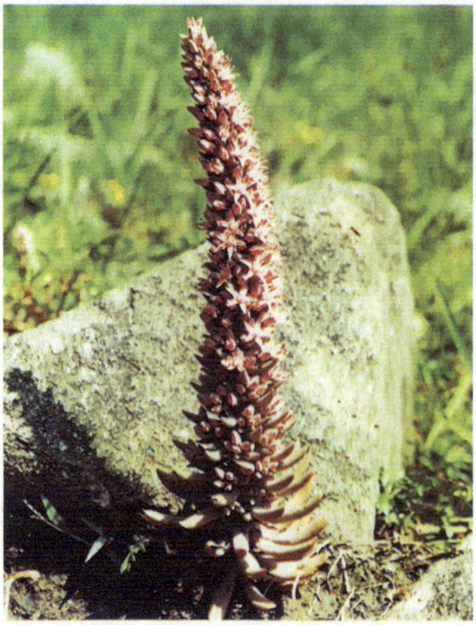

瓦楞子（瓦垄）

来源及药用部位	蚶科动物毛蚶 *Arca subcrenata* Lischke 及其同属近缘动物的贝壳。
形态特征	贝壳呈扇形或三角形，左、右两壳形状相同，活体左壳稍大于右壳。背面隆起，有数十条直楞如瓦垄状；楞纹由顶端向周围放射，明显，由灰褐色和白色相间而成。壳内面乳白色，光滑。质坚硬，能砸碎，断面白色。
性味功效	咸，平。消痰化瘀，软坚散结，抑酸止痛。
常用配方	①治瘿瘤、痰核、瘰疬：瓦楞子 15 g，海藻、昆布各 12 g，水煎服。②治胃脘痛、嘈杂：瓦楞子 12 g，黄连、吴茱萸、香附各 6 g，水煎服。③治痛经、下腹硬满：煅瓦楞子、香附、桃仁、丹皮、川芎、当归、红花各 15 g，共研末，酒糊为丸如梧桐子大，每次服 4～6 丸，每日 2～3 次。

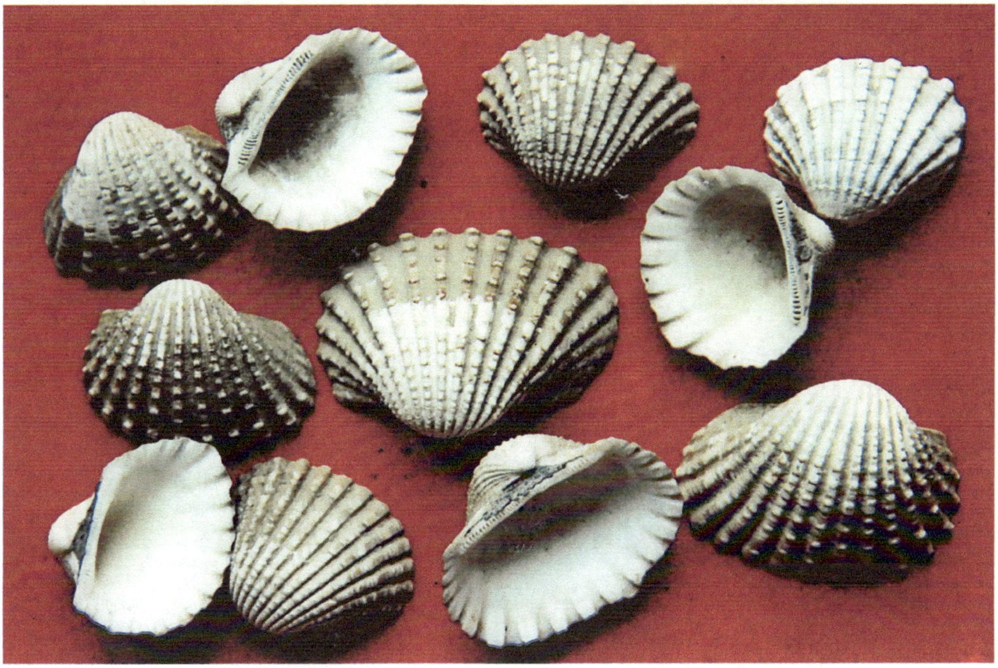

中华竹鼠

来源及药用部位	竹鼠科动物中华竹鼠 *Rhizomys sinensis* Gray 的脂肪或肉。
形态特征	体型粗壮，呈圆筒形。成兽体长一般小于 38 cm，尾长 6 ~ 7 cm，体重 500 ~ 800 g。头部钝圆，吻较大，眼小，耳隐于毛内。四肢粗短，爪强而锐利。尾上、下均被有稀毛。成兽背部和两侧棕灰色并具光泽。吻侧毛色较浅。幼兽毛色较深，周身均为黑灰色。
性味功效	甘，平。解毒排脓，生肌止痛。
常用配方	①治烫伤：中华竹鼠的脂肪油适量，涂敷患处。②治痈肿疮毒：中华竹鼠的脂肪油适量，涂敷患处。

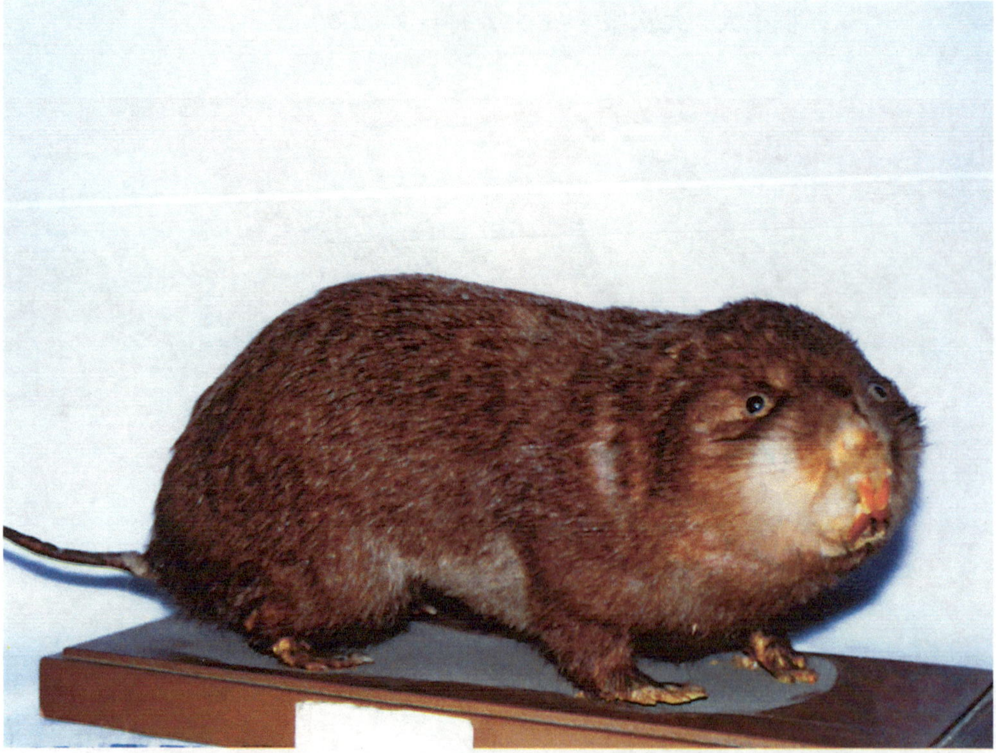

水飞蓟

来源及药用部位	菊科植物水飞蓟 *Silybum marianum* (L.) Gaertn. 的瘦果。
形态特征	一年生或二年生草本，高 30 ~ 120 cm。茎直立，多分枝，有棱条。基生叶大，莲座状；具叶柄；叶片长椭圆状披针形，羽状深裂，缘齿有硬刺尖，上面有光泽及许多乳白色斑纹；中脉于叶背显著凸出。茎生叶较小，三角状。头状花序顶生或腋生；总苞宽，总苞片多层；花托肉质；花全为管状花，两性，淡紫色或紫红色。瘦果椭圆形，表面有纵纹。花期、果期 5—10 月。
性味功效	苦，凉。清热利湿，疏肝利胆。
常用配方	①治急（慢）性肝炎：水飞蓟 30 g，虎杖、田基黄各 20 g，水煎服。②治胆结石：水飞蓟、金钱草各 50 g，水煎服。

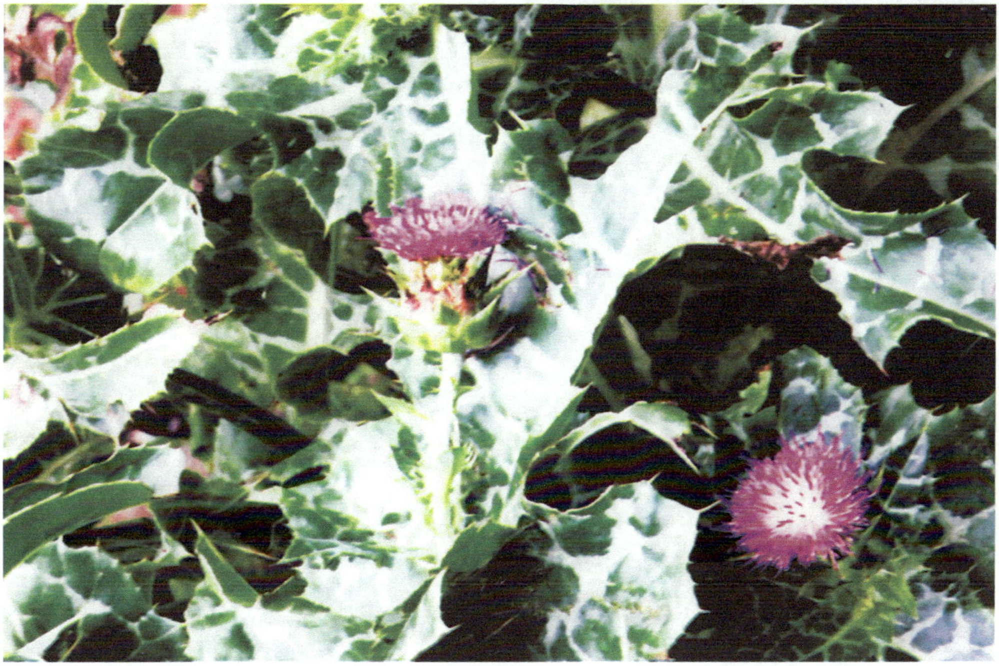

水车前（水白菜、水莴苣）

来源及药用部位	水鳖科植物龙舌草 *Ottelia alismoides* (L.) Pers. 的全草。
形态特征	一年生沉水草本。根纤细。叶丛生；具长叶柄，紫褐绿色；叶片变化较大，椭圆形或广披针形，先端圆，基部心形，全缘。花序柄长；佛焰苞矩圆形；花两性；花瓣白色或淡紫蓝色。果实长圆形。花期 7—9 月。
性味功效	淡，凉。利水，解毒，止咳。
常用配方	①治水肿：水车前、毛蜡烛根各 30 g，水煎服。②治热淋：水车前、海金沙根、野青菜各 20 g，水煎服。③治白带：水车前、三白草各等份，研末，每次吞服 5 g。④治热咳：水车前、兔耳风、石油菜各 20 g，水煎服。

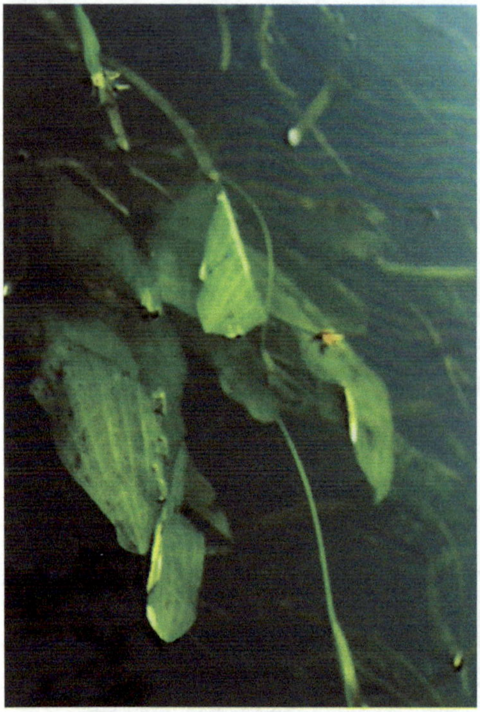

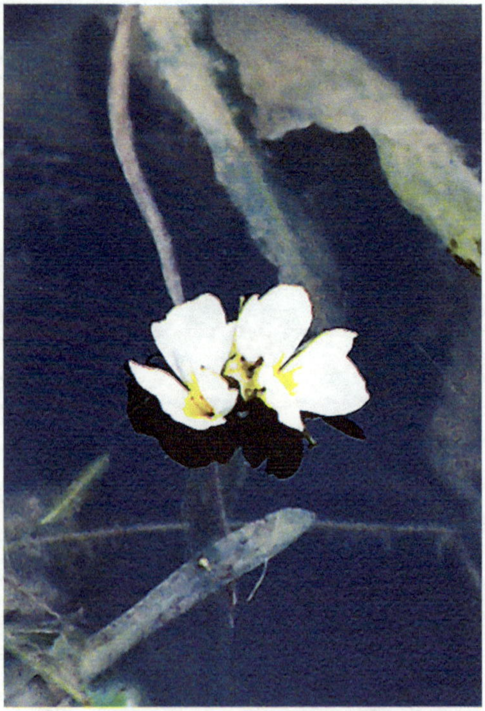

参考文献

《中医大辞典》编辑委员会，1982. 中医大辞典：中药分册. 试用本[M]. 北京：人民卫生出版社.
江苏新医学院，1979. 中药大辞典[M]. 上海：上海科学技术出版社.
杨卫平，2001. 临床常用中药手册[M]. 贵阳：贵州科技出版社.
杨卫平，2004. 新编中草药彩色图谱与验方[M]. 南昌：江西科学技术出版社.
杨卫平，夏同珩，李朝斗，2007. 药食同用中草药及验方[M]. 贵阳：贵州科技出版社.
杨济秋，杨济中，1978. 贵州民间方药集[M]. 贵阳：贵州人民出版社.
国家中医药管理局,《中华本草》编委会，1999. 中华本草：全10册[M]. 上海：上海科学技术出版社.
国家药典委员会，2020. 中华人民共和国药典：2020年版. 一部[S]. 北京：中国医药科技出版社.
钟赣生，2012. 中药学[M]. 北京：中国中医药出版社.
贺振泉，侯连兵，刘晓玲，等，1999. 单味中药治病大全[M]. 北京：中国医药科技出版社.
唐德才，吴庆光，2016. 中药学[M]. 3版. 北京：人民卫生出版社.